El arte de ser mujer

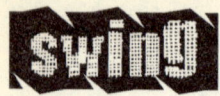

Títulos publicados:

SALVAR A LUIS XVI, *Anne Perry*
EL ÚLTIMO SECRETO DE DA VINCI, *David Zurdo y Ángel Gutiérrez*
EL LIBRO NEGRO DE LOS TEMPLARIOS, *Laurent de Vargas*
LOS HOMBRE ANDAN FLOJOS, *Ana von Rebeur*
ROLLING STONES. Los viejos dioses nunca mueren, *Stephen Davis*
MOZART - Su vida y su obra, *Ramón Andrés*
EL LEGADO DE JESÚS, *David Zurdo y Ángel Gutiérrez*
LOS SECRETOS DEL PLACER, *Pierre y Marie Habert*
LA CONSPIRACIÓN DEL GRIAL, *Lynn Sholes y Joe Moore*
CÓMO PROLONGAR LA JUVENTUD, *Dr. Nicholas Perricone*
SINGLE STORY. 1001 noches sin sexo, *Suzanne Schlosberg*
AUNQUE TENGA MIEDO, HÁGALO IGUAL, *Susan Jeffers*
LA OTRA HISTORIA DE JESÚS, *Fida M. Hassnain*
LA ADIVINA DE ROMA, *Steven Saylor*
EL ARTE DEL MASAJE SENSUAL, *Dr. Andrew Yorke*
LOS GRANDES MISTERIOS DE LA HISTORIA, *Massimo Polidoro*
LA CONJURA BORGIA, *Fabio Pittorru*
LOS NOMBRES, *Emilio Salas*
PENSAMIENTO POSITIVO, *Vera Peiffer*
REGRESO A LA HABANA, *Jordi Sierra i Fabra*
FIDEL CASTRO, *Clive Foss*
LOS CHISTES DE CELTIBERIA, *Lucio Cañete*
EL DIARIO DE ELSA
EL LEGADO TEMPLARIO, *Juan G. Atienza*
LA FARMACÉUTICA, *Esparbec*
INTERPRETA TUS SUEÑOS, *Y. Soliah*
LA REBELIÓN DE GAIA, *Jorge Blaschke*
LO QUE EINSTEIN LE CONTÓ A SU BARBERO, *Robert L. Wolke*
MISTERIO EN LA TORRE EIFFEL, *Claude Izner*
LOS ERRORES DE LA HISTORIA, *Roger Rössing*
CÓMO MEJORAR TU VIDA SEXUAL, *Rachel Copelan*
EL ARTE DE SER MUJER, *Alicia Gallotti*
LA TENTACIÓN DEL TEMPLARIO, *Mary Reed McCall*

El arte de ser mujer

Alicia Gallotti

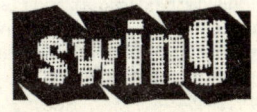

© 2006, Alicia Gallotti

© 2008, SWING

Diseño de cubierta: Jaime Fernández
Fotografía de cubierta: Getty Images
Producción y compaginación: MC produccció editorial
ISBN: 978-84-96746-25-1
Depósito legal: B-108-2008
Impreso por Litografía Rosés, S. A. - Energía 11-27 - 08850 Gavà (Barcelona)
Impreso en España - *Printed in Spain*

Quedan rigurosamente prohibidas, sin la autorización escrita de los titulares del *copyright* bajo las sanciones establecidas en las leyes, la reproducción total o parcial de esta obra por cualquier medio o procedimiento, comprendidos la reprografía y el tratamiento informático, y la distribución de ejemplares de la misma mediante alquiler o préstamo públicos.

Índice

Introducción 9

Ser 11
Felicidad 21
Amor 31
Amor lésbico 41
Pareja 51
Sexualidad 59
Maternidad 69
Familia 79
Infidelidad 87
Amistad 93
Belleza y cuerpo 103
Hombres 109
Vejez 117
Profesión y trabajo 127
Libertad 137
Sabiduría y comprensión 143
Creatividad 153

Espiritualidad 161
Cultura 171
Política y compromiso social 179
Igualdad de derechos 189
Muerte 199

Introducción

Ser mujer, hoy y siempre, conlleva irremediablemente una forma genuina de entender la vida, de vivir el amor, la familia, la pareja y la amistad, de acercarse a la cultura, de crear, de trabajar... de estar, en definitiva, en este mundo. Es difícil encerrar en las páginas de un libro todo lo que es «ser mujer», así como lograr transmitir a través de ellas su fuerza en todo lo que hacen y defienden. Quizá sólo sería posible si recogemos las palabras de mujeres famosas o emblemáticas en diversos campos (escritoras, intelectuales, políticas, artistas...), y de unos pocos hombres cuyos pensamientos merecen figurar aquí, para que nos sirvan de portavoces a todas las demás mujeres, orgullosas de serlo, de tener una historia y unas particularidades que nos identifican y que queremos que se respeten en un mundo donde, cada vez más, todos tenemos que aprender a convivir con personas de raza, sexo, cultura y religión diferentes a los nuestros.

Ser

Las mujeres no deberíamos demorar más nuestro camino hacia el autoconocimiento para descubrir nuestra verdadera esencia y conocer nuestra individualidad dentro de nuestra peculiar circunstancia de «ser mujer». Y no se trata de enfrentar esta condición de ser mujer a la de ser hombre, sino de identificar todas las ataduras que nos mantienen varadas en la playa de lo que socialmente se considera femenino, y que de alguna forma han castrado a tantas y tantas mujeres que no se han permitido ser libres. En este camino, podemos coger de la mano a nuestros compañeros hombres, que también han visto limitada su libertad individual al creerse que «ser hombre» exigía que fueran fuertes, dominantes, autoritarios... El camino del ser conduce a la libertad del individuo y a la liberación de estereotipos grupales que nos impiden ser esencialmente nosotras.

La mujer no necesita realizar la tarea del hombre. La mujer no precisa pensar como piensa un hombre... Su misión no es promover el espíritu masculino, sino expresar el femenino; no consiste en conservar un mundo creado por el hombre, sino en lograr un mundo humano, infundiendo en todas sus actividades el elemento femenino.

Margaret Sanger (1883-1966), feminista estadounidense de origen ruso

Lo pasado ha huido, lo que esperas está ausente, pero el presente es tuyo.

Proverbio árabe

Nunca creí que pudiéramos transformar el mundo, pero creo que todos los días se pueden transformar las cosas.
Françoise Giroud (1916-2003), periodista y escritora francesa

Puedes hacer todo lo que quieras hacer. Nunca te rindas y créete que puedes cumplir tus sueños.
Mariah Carey (1970), cantante estadounidense

Las mujeres somos las peores criticas de nosotras
mismas y ya es hora de que aprendamos
a defendernos y a ser solidarias. Pero no estoy
en contra de la competitividad, ni entre nosotras ni
con ellos. Las mujeres no podemos permitirnos ser
débiles y, mucho menos, tímidas.

Christiane Nusslein-Volhard (1942), científica alemana, premio Nobel de Medicina

Es mejor ser hombre que mujer, porque hasta el
hombre más miserable tiene una mujer a la cual
mandar.

Isabel Allende (1942), escritora chilena

Me crié entre mujeres fuertes. Creo que
la mujer puede hacerlo todo.

Gloria Estefan (1957), cantante cubana

Sé tú misma, seas lo que seas.

Alexandra Mary Hedison (1969), actriz y fotógrafa estadounidense

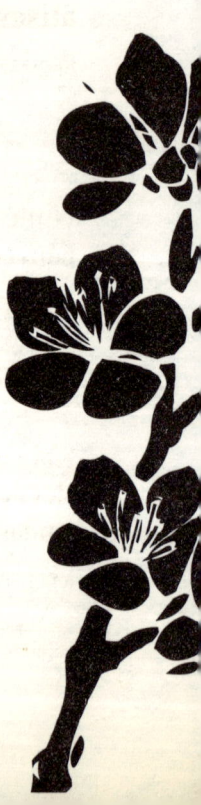

Es el cambio, no el amor, lo que hace avanzar el mundo. El amor sólo lo mantiene habitado.

Anónimo

Ser mujer es fascinante, constituye una aventura que requiere considerable valentía, un desafío que nunca llega a aburrir.

Oriana Fallaci (1929-2006), periodista y escritora italiana

El peor enemigo de las mujeres es su abnegación.

Betty Friedan (1921-2006), escritora y feminista estadounidense

Siempre estoy detrás de una ilusión.

Egle Martín (1939), *vedette* y cantante argentina

Necesitamos el reconocimiento de los demás porque, en el fondo, no creemos que somos seres valiosos.

Jean Liedloff (1939), psicoterapeuta y escritora estadounidense

Una no nace mujer, se hace.

Simone de Beauvoir (1908-1986), escritora y feminista francesa

¿Qué diría la gente, recortada y vacía,
si un día fortuito, por ultra fantasía,
me tiñera el cabello de plateado y violeta,
usara pelo griego, cambiara la peineta
por cintillo de flores: miosotis o jazmines,
cantara por las calles al compás de violines,
o dijera mi verso recorriendo las plazas
libertado mi gusto de mortales mordazas?

¿Irían a mirarme temblando en las aceras?
¿Me quemarían como quemaron hechiceras?
¿Rogarían en coro, escuchando la misa?

En verdad que pensarlo me da un poco de risa.

¿Qué diría?, Alfonsina Storni (1892-1938), poetisa argentina

Prefiero que me admiren no por mi aspecto físico o por aparecer en las portadas de las revistas, sino porque represento a las mujeres reales.

Rene Russo (1955), actriz estadounidense

Una mujer es la historia de sus actos y pensamientos, de sus células y neuronas, de sus heridas y entusiasmos, de sus amores y desamores...

Marcela Serrano (1951), escritora chilena

Somos malas, podemos ser peores.

Consigna feminista

No me importa vivir en un mundo de hombres, siempre y cuando pueda ser en él una mujer.

Marilyn Monroe (1926-1962), actriz estadounidense

El testimonio de las mujeres es ver lo de fuera desde dentro. Si hay una característica que pueda diferenciar el discurso de la mujer, es ese encuadre.

Carmen Martín Gaite (1925-2000), escritora española

El mundo no puede vivir sin mujeres... el futuro radica en nosotras.

Joan Collins (1933), actriz estadounidense

Aprendemos a escuchar nuestras propias voces cuando escuchamos al mismo tiempo las de otras mujeres, cuyas historias, con todas las diferencias, se convierten, si escuchamos bien, también en nuestras propias historias.

Barbara Deming (1917-1984), feminista estadounidense

Debemos educar el corazón, enseñarle a despreciar la opresión.

Charlotte Forten Grimke (1837-1914), abolicionista, poeta y educadora estadounidense

Siempre he creído que el éxito de una mujer no puede dejar de contribuir al éxito de otra mujer.

Gloria Laura Vanderbilt (1924), artista, empresaria y actriz estadounidense

El que nada duda, nada sabe.

Proverbio griego

El hogar no lo forman las piedras de sus paredes, sino la mujer que lo habita.

Anónimo

Sólo deseo ser todo aquello de lo que soy capaz.

Katherine Mansfield (1888-1923), escritora inglesa

La educación de la mujer no puede llamarse tal educación, sino doma, pues se propone por fin la obediencia, la pasividad y la sumisión.

Emilia Pardo Bazán (1851-1921), escritora española

Cuando soy buena, soy buena; cuando soy mala, soy mucho mejor.

Mae West (Mary Jean West, 1892-1980), actriz estadounidense

Nunca son tan fuertes las mujeres como cuando se arman de la propia debilidad.

Madame du Deffand (1697-1780), tertuliana, mecenas y escritora epistolar francesa

El proceso de identificación, respeto y, por lo tanto, consideración de sí mismas es el que promueve su desarrollo.

Judy Chicago (1939), artista, escritora, pionera feminista y educadora estadounidense

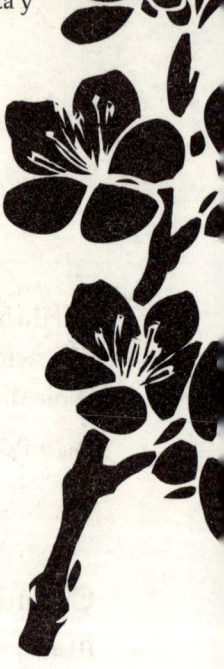

Felicidad

Hay tantos caminos para ser feliz como modos individuales de ser, así que resulta difícil delimitar el lado femenino de la felicidad, ya que cada persona, hombre y mujer, debe dedicarse a encontrar su manera de ser feliz en cada momento. No obstante, podemos afirmar que hoy la mujer se halla más encaminada hacia la felicidad, puesto que está conquistando su libertad, al tiempo que sacude sus miedos (a estar sola, a cuestionar la autoridad y las normas que la limitan, etc.), asume la plena responsabilidad de sus actos (ya no está dispuesta a dejar que otros tomen decisiones por ella), aprende a decir «no» y a poner límites... Las mujeres, en definitiva, experimentamos nuevas oportunidades para ser felices y, al sentirnos más libres, también gozamos más que nunca de nuestra feminidad.

No debemos buscar la felicidad a lo grande porque no existe. Lo que existe es la felicidad a ratos.

Carmen Maura (1945), actriz española

Llorar es fácil; reír, difícil.

Oriana Fallaci (1929-2006), periodista y escritora italiana

La felicidad siempre viaja de incógnito. Sólo después que ha pasado, sabemos de ella.

Anónimo

Las personas felices no tienen historia.

Simone de Beauvoir (1908-1986), escritora y feminista francesa

La felicidad consiste en tener buena salud y mala memoria.

Edwige Feuillère (Edwige Caroline Cunati, 1907-1962), actriz francesa

Es un error fatal que la felicidad sea siempre subterránea y la desgracia tan evidente.

Montserrat Roig (1946-1991), escritora española

La vida no es gran cosa. He sido feliz. Sí, bueno, he sido feliz algunas veces. Nunca durante mucho tiempo.

Vicky Baum (1888-1960), escritora estadounidense de origen austríaco

En este mundo, la felicidad, cuando llega, lo hace incidentalmente. Si la perseguimos, nunca la alcanzamos. En cambio, al perseguir otros objetivos, puede suceder que nos encontremos con ella cuando menos lo esperábamos.

Nathaniel Hawthorne (1804-1864), escritor estadounidense

Cuando uno dice que sabe lo que es la felicidad, se puede suponer que la ha perdido.

Anónimo

La felicidad son momentos, chispas que no sabes cuánto duran.

Aitana Sánchez Gijón (1968), actriz española

Antes de desear algo ardientemente, conviene comprobar la felicidad que le alcanza a quien ya lo posee.

François de La Rochefoucauld (1613-1680), filósofo, moralista y escritor francés

La alegría del espíritu marca su fuerza.

Ninon de Lenclos (Anne de l'Enclos, 1616-1705), cortesana y escritora francesa

Dios ha puesto el placer tan cerca del dolor que muchas veces se llora de alegría.

George Sand (Aurore Dupin, 1804-1876), escritora francesa

Me gusta mucho soñar despierta, me estimula. Además es reconfortante.

Mónica Molina (1972), cantante española

La mitad de la alegría reside en hablar de ella.

P%%RO%%VERBIO PERSA

La felicidad es como un eco: contesta, pero no viene a nosotros.

C%%ARMEN%% S%%YLVA%% (Isabel de Rumanía, 1843-1916), escritora y reina de Rumanía

Hay sonrisas que no son de felicidad, sino un modo de llorar con bondad.

G%%ABRIELA%% M%%ISTRAL%% (1889-1975), escritora y defensora de los derechos humanos chilena, premio Nobel de Literatura

Creerse feliz es suficiente para serlo.

M%%ARY%% Q%%UANT%% (1934), diseñadora inglesa, creadora de la minifalda

Bienaventurados los que se ríen de sí mismos porque la felicidad les durará toda su vida.

A%%NÓNIMO%%

Cuando el alba de la noche saldrá,
de rubí el cielo se teñirá, felicidad, vives allá.
Cuando un tiempo nuevo encontrarás,
y cuando un viento bueno respirarás,
felicidad, estás allí, en los latidos del vivir,
cuánto daría por encontrarte.

Felicidad, estás aquí,
siento que tú me estás buscando, tiemblas en mí,
qué felicidad, si tú estás aquí
exactamente te querré, así.

Como una mariposa vendrá,
sobre tus espaldas se posará,
felicidad, serás así en los instantes del vivir,
cuánto daría por encontrarte ahora, cuánto yo
daría [...].

Felicidad, estás aquí [...].
Felicidad, (siento que estás llegando),
felicidad, estás aquí,
(siento que tú me estás buscando aquí)
oh, estás aquí, (siento que tú me estás buscando),
tiemblas en mí, tiemblas en mí,
felicidad [...].

Felicidad, Laura Pausini (1974), cantante y compositora italiana

Sólo se vive para ese poquito de felicidad que se espera.

Condesa Mathieu de Noailles (Anna de Noailles, 1876-1933), escritora y mecenas francesa

El dolor es más llamativo que la felicidad.

Ana María Matute (1926), escritora española, miembro de la Real Academia Española

Quienes no saben llorar con todo su corazón, tampoco saben reír.

Golda Meir (1906-1978), política y estadista israelí de origen ucraniano

La verdadera felicidad no es la que carece de problemas, sino la que sabe cómo superarlos.

Anónimo

Cuán feliz era yo cuando era infeliz.

Marquesa de Sevigné (Marie de Rabutin-Chantal, 1627-1696), pensadora y escritora francesa

El dinero no da la felicidad, pero aplaca los nervios

MISTINGUETTE (Jeanne Bourgeois, 1875-1956), actriz francesa

Una sonrisa sucede en un instante y algunas veces su recuerdo permanece para siempre.

ANÓNIMO

La mayor parte de nuestra felicidad o desdicha depende de nuestra disposición y no de nuestras circunstancias.

MARTHA WASHINGTON (1731-1802), primera dama estadounidense

La felicidad, para mí, consiste en gozar de buena salud, en dormir sin miedo y en despertarme sin angustia.

FRANÇOISE SAGAN (1935-2004), escritora francesa

La alegría es pena que se disimula; sobre la tierra no hay más que dolores.

SELMA LAGERLÖF (1858-1940), escritora sueca

Nada hay más bello que una sonrisa provocada por la sinceridad y nada más provocativo que una bella sonrisa.

Anónimo

Crecerás el día en que verdaderamente te rías por primera vez de ti mismo.

Ethel Barrymore (1879-1959), actriz estadounidense

He cometido el peor de los pecados, quise ser feliz.

Santa Teresa de Jesús (1515-1582), religiosa y escritora española

Amor

El amor ha sido desde siempre –nos lo dice la historia y nos lo han contado nuestras abuelas– la razón que ha convertido a muchas mujeres en protagonistas de grandes sucesos o que, también, las ha llevado a cometer muchas equivocaciones, a veces trágicas, pero otras, afortunadamente, liberadoras (¡cuántas mujeres conocemos que en nombre del amor salieron del ambiente opresivo de sus pueblos, o cruzaron océanos, o rompieron tradiciones que traicionaban sus derechos como personas!).
Las mujeres de hoy, como nuestras antepasadas, creemos en el amor y queremos AMOR (sí, con mayúsculas; es así como nos gusta), pero para nosotras todo ya no vale; desde luego, no estamos dispuestas a perder nuestra identidad como personas por un mal llamado amor.

No existe el amor, sino las pruebas de amor,
y la prueba de amor a aquél que amamos es dejarlo
vivir libremente.

Anónimo

Si mis labios no pueden decirte que te amo, quiero
que mi corazón lo repita cuantas veces yo respire.

Ángela González (1875-1946), enfermera y combatiente cubana

Te amo para amarte y no para ser amada, puesto que
nada me place tanto como verte feliz.

George Sand (Aurore Dupin, 1804-1876), escritora francesa

Cuatro cosas hay que me hubiera pasado mejor sin
ellas: amor, curiosidad, pecas y dudas.

Dorothy Parker (1893-1967), escritora y crítica estadounidense

Amor es verse como otro ser nos ve.

María Zambrano (1904-1991), escritora española

Los grandes amores también deben ser soportados.

Coco Chanel (1889-1971), diseñadora de moda francesa

La necesidad de transmitir lo que se siente por el otro existe y está en las cartas, las llamadas telefónicas, los *e-mails*... El ser humano no ha cambiado tanto en sus necesidades, ha cambiado en sus tecnologías.

Norma Aleandro (1936), actriz argentina

Nada es pequeño en el amor. Aquéllos que esperan las grandes ocasiones para probar su ternura no saben amar.

Laure Conan (1845-1924), escritora canadiense

Es engañoso hacer depender todo el interés de la vida de sentimientos tan imprecisos como el amor.

Marie Curie (1867-1934), científica francesa de origen polaco

Es una locura amar, a menos que se ame con locura.

Proverbio latino

El reloj de cuerda suspendido,
el teléfono desconectado,
en una mesa dos copas de vino,
y a la noche se le fue la mano...

Una luz rosada imaginamos,
comenzamos por probar el vino,
con mirarnos todo lo dijimos,
y a la noche se le fue la mano...

Si supiera contar todo lo que sentí,
no quedó un lugar que no anduviera en ti.

Besos, ternura,
qué derroche de amor,
cuánta locura [...].

Que no acabe esta noche, ni esta luna de abril,
para entrar en el cielo no es preciso morir.

Derroche, Ana Belén (1951), cantante española

El secreto de la dicha en el amor consiste menos en ser ciego que en cerrar los ojos cuando hace falta.

Simone Signoret (Simone Kaminker, 1921-1985), actriz francesa de origen alemán

El amor tiende siempre a ir más lejos; pero tiene un límite, el cual, si se sobrepasa, lo convierte en odio.

Simone Weil (1909-1943), escritora francesa

El amor no tiene nada que ver con lo que uno está esperando conseguir, sino con lo que se está esperando dar, que es todo.

Katharine Hepburn (1907-2003), actriz estadounidense

Un día te despiertas y se ha acabado el amor.

Eva Amaral (1973), cantante española

El amor es el deseo infinito del beso eterno.

Nieves Xenet (1839-1915), poetisa cubana

El amor es una menudencia por la cual la mayoría de los seres humanos hemos sentido alguna vez ganas de morirnos.

Rosa Montero (1951), periodista y escritora española

Anda libre en el surco, bate el ala en el viento,
late vivo en el sol y se prende al pinar.
No te vale olvidarlo como al mal pensamiento:
¡le tendrás que escuchar!

Habla lengua de bronce y habla lengua de ave,
ruegos tímidos, imperativos de amar.
No te vale ponerle gesto audaz, ceño grave:
¡lo tendrás que hospedar!

Gasta trazas de dueño; no le ablandan excusas.
Rasga vasos de flor, hiende el hondo glaciar.
No te vale decirle que albergarlo rehúsas:
¡lo tendrás que hospedar!

Tiene argucias sutiles en la réplica fina,
argumentos de sabio, pero en voz de mujer.
Ciencia humana te salva, menos ciencia divina:
¡le tendrás que creer!

Te echa venda de lino; tú la venda toleras;
te ofrece el brazo cálido, no le sabes huir.
Echa a andar, tú le sigues hechizada aunque vieras
¡que eso para en morir!

Amor, amor, Gabriela Mistral (1889-1975), escritora y defensora de los derechos humanos chilena, premio Nobel de Literatura

El primer suspiro de amor es el último de la razón.

Anónimo

El amor es el poder iniciado de la vida, la pasión posibilita su permanencia.

Teresa Berganza (1935), mezzosoprano española

Al contrario de la mujer de Lot, en el amor jamás hay que detenerse y volver la cabeza, pues se corre el riesgo de convertirse en estatua de sal.

Carmen Posadas (1953), escritora uruguaya

El amor es la historia de la vida de las mujeres y un episodio en la de los hombres.

Madame de Staël (Anne-Louise Germaine Necker, baronesa de Staël-Holstein, 1766-1817), escritora francesa

Solo el amor con su conciencia nos vuelve tan inocentes.

Violeta Parra (1917-1967), cantante y compositora chilena

El amor es más bien el dios de las sensaciones que el dios de los sentimientos.

Ninon de Lenclos (Anne de l'Enclos, 1616-1705), cortesana y escritora francesa

Amor lésbico

Amar con libertad, sin verse sometidas a juicios ajenos ni dañadas por los prejuicios de otros que no comparten. Esto es, desde luego, lo que piden las mujeres que se enamoran de otras mujeres. ¿Acaso eso es esperar demasiado...? ¿Quién ha determinado a quién se puede amar y a quién no? ¿Quién establece las normas sobre qué género debe tener la persona de la que nos enamoramos? ¿Por qué si una mujer quiere a otra mujer no puede formar una familia, tener hijos y disfrutar de los mismos derechos que una persona heterosexual? A las mujeres homosexuales no les resulta fácil, ni aun hoy, llevar adelante su opción de vida, ya sea en pareja o solas. Sin embargo, una vez que vencen sus propios miedos, todo les resulta más fácil, pronto encuentran el apoyo de su familia y de sus amigos, y comienzan a ganar el espacio que reclaman en esta sociedad del siglo XXI.

Busca en otra mujer tu media naranja, en el hombre sólo encontrarás tu medio limón.

Ana Cortés (1903), pintora chilena

No es en mi oído donde susurras, sino en mi corazón. No es en mis labios donde besas, sino en mi alma.

Judy Garland (1922-1969), actriz y cantante estadounidense

No podemos amar a quien no nos hace reír.

Agnes Repplier (1855-1950), ensayista estadounidense

Las pasiones no se curan por la razón, sino por otras pasiones.

Anónimo

El amor puede ser un pasatiempo y una tragedia.

Isadora Duncan (1877-1927), bailarina estadounidense

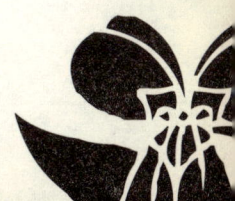

El amor es un egoísmo de dos personas.

Madame de Staël (Anne-Louise Germaine Necker, baronesa de Staël-Holstein, 1766-1817), escritora francesa

No nos enamoramos del envase de las personas, nos enamoramos de su contenido.

Anne Heche (1969), actriz estadounidense

El amor no envejece nunca; muere en la infancia.

Anónimo

El ser humano pierde toda la felicidad cuando está enamorado: el amor es angustia y desesperación.

Chavela Vargas (Isabel Vargas Lizano, 1919), cantante mexicana

Todo lo que sabemos del amor es que el amor es todo lo que hay.

Emily Dickinson (1830-1886), poetisa estadounidense

No conozco ningún relato verídico de este tipo de relaciones, ninguno que se haya escrito sin la intención de provocar el regocijo vicioso de los posibles lectores. Tengo la convicción de que, a medida que avanzan las edades, y los sexos se van mezclando debido a sus crecientes semejanzas, esas relaciones dejarán de ser consideradas meramente antinaturales y se las comprenderá mucho mejor, no sólo en su aspecto intelectual, sino también en el físico. La psicología de personas como yo será entonces una cuestión interesante, y habrá de reconocerse que hay mucha más gente de mi tipo que lo aceptado hoy día en un sistema hipócrita.

Autobiografía, Vita Sackville West (1892-1962), escritora inglesa

El amor hace pasar el tiempo y el tiempo hace pasar el amor.

Anónimo

El amor nunca muere de muerte natural.

Anaïs Nin (1903-1977), escritora estadounidense de origen francés

Encontramos el amor, no por buscar a la persona
perfecta, sino por aprender a ver a una persona
imperfecta como perfecta.

ANGELINA JOLIE (1975), actriz estadounidense

**Te amo no sólo por lo que eres, sino por
lo que soy cuando estoy contigo.**

ANÓNIMO

Ahora estamos pegadas a la vida con nuestro único
músculo, el corazón.

DJUNA BARNES (1892-1982), escritora estadounidense

En los instantes del amor, toda tu piel tiene alma.

COLETTE (Gabrielle Sidonie, 1873-1954), escritora francesa

Algunas mujeres nunca pueden decir la palabra
«lesbiana»,... incluso cuando tienen la boca ocupada
con una.

KATE CLINTON (1947), cómica estadounidense

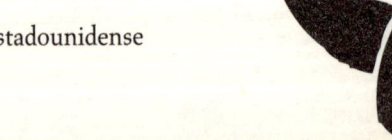

Paréceme a mí que es igual a los dioses el mortal que se sienta frente a ti, y desde tan cerca te oye hablar dulcemente y sonreír de esa manera tan encantadora. El espectáculo derrite mi corazón dentro del pecho. Apenas te veo así un instante, me quedo sin voz. Se me traba la lengua. Un fuego penetrante fluye enseguida por debajo de mi piel. No ven nada mis ojos y empiezan a zumbarme los oídos. Me cae a raudales el sudor. Tiembla mi cuerpo entero. Me vuelvo más verde que la hierba. Quedo desfallecida y es todo mi aspecto el de una muerta...

A una amada, SAFO (siglos VII-VI a. C.), poetisa griega

Todo viejo amor es un recuerdo agradable, mientras no intervenga la persona que lo inspiró.

ANÓNIMO

Cariño, no puedo decirte *«Je t'aime et je t'adore»* tanto como me gustaría hacerlo, pero siempre te lo digo cuando me voy a dormir pensando en ti.

En una carta a Lorena Hickok, ELEANOR ROOSEVELT (1884-1962), defensora de los derechos sociales y diplomática estadounidense

Yo soy lo que soy,
mi propia creación
y mi destino.
Quiero que me des
tu aprobación o tu olvido.

Este es mi mundo,
por qué no sentir orgullo de eso.
Es mi mundo
y no hay razón para ocultarlo.
De qué sirve vivir
si no puedes decir:
soy lo que soy.
No quiero piedad,
no busco aplausos.
Toco mi propio tambor,
dicen que esta mal,
yo creo que es hermoso.

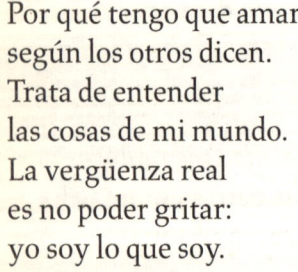

Por qué tengo que amar
según los otros dicen.
Trata de entender
las cosas de mi mundo.
La vergüenza real
es no poder gritar:
yo soy lo que soy.

Soy lo que soy,
no tengo que dar
excusas por eso.

Soy lo que soy, SANDRA MIHANOVICH (1957), cantante argentina

No es fácil este amor, pero sólo lo imposible merece la pena... Así que cuando me preguntas por qué no puedo amarte con más calma, te respondo que amarte con calma es no amarte en absoluto.

Jeanette Winterson (1959), escritoria inglesa

Pareja

En torno a la pareja existen algunas creencias que aunque la realidad se empeñe en desmentirnos, siguen tan arraigadas en el imaginario común que acaban convirtiendo la vida de muchos –sobre todo de muchas– en una absurda y vana espera por alcanzar con su pareja la plenitud, la seguridad, el buen sexo, la felicidad plena vivida en un estado permanente de amor... Ni todo el mundo se casa por amor, ni la pareja es siempre el lugar más seguro y donde se encuentra el mejor sexo, ni el estado ideal del ser humano es, en todos los casos, vivir en pareja (hay quien prefiere los tríos, o vivir en comunidad, o...). La pareja es, si hay amor, un espacio que dos personas construyen día a día, a base de ilusiones y desilusiones, de comprensión, de crear proyectos, de pactar acuerdos, de respetar los límites y la libertad del otro, y de hacer valer la confianza sobre todas las cosas.

Hay muchas cosas que perdonar por amor porque en una pareja nada es fácil, hay momentos en los que tienes que perdonar y otros en los que ser perdonada.

Elsa Pataky (1976), actriz española

Siempre nos enfadamos con quienes tenemos mayor confianza.

Nacha Guevara (1949), actriz y cantante argentina

La primera vez te casas por amor, la segunda por dinero y la tercera por compañía.

Jacqueline Kennedy (Jacqueline Bouvier, 1929-1994), primera dama estadounidense

A todos mis amigos y amantes los arrastro de siempre conmigo.

Rosa Regàs (1933), escritora española

El matrimonio es un puente que conduce al cielo, a través del infierno.

Anónimo

Él es el aire que respiro. Suena tan cursi... pero, sinceramente, la mitad de veces que estoy hablando con él me digo: Dios mío, qué me ha pasado. ¡Soy como una jodida postal Hallmark! Pero creo que es un alivio ser capaz de establecerse, de saber cuál es mi hogar.

Sobre su marido, Angelina Jolie (1975), actriz estadounidense

El matrimonio es el mismo miedo compartido, la misma necesidad de ser consolado, la misma caricia vana en la oscuridad.

Anne Hébert (1916-2000), escritora canadiense

El matrimonio es el egoísmo a dúo.

Madame de Staël (Anne-Louise Germaine Necker, baronesa de Staël-Holstein, 1766-1817), escritora francesa

Charles Chaplin y yo nos conocimos mientras él estaba enzarzado en uno de sus numerosos divorcios. Pasamos juntos muchas noches, nunca muy largas, porque tanto él como yo teníamos que levantarnos muy temprano para ir a los estudios.

Marlene Dietrich (1901-1992), actriz alemana

Me casé con un hombre inferior a mí. Como todas las mujeres.

Nancy Astor (1879-1964), política y feminista inglesa

El matrimonio es la consecuencia lógica de un gran amor.

Rocío Jurado (1944-2006), cantante española

Mi sueño de futuro es una familia unida, unos hijos que me quieran y una pareja que sea mi cómplice.

Mónica Molina (1972), cantante española

A veces son precisamente los ideales por los cuales mueren las personas, los que imposibilitan vivir y trabajar juntos.

Anónimo

Casarse con un hombre es como comprar algo que has estado mirando mucho tiempo en un escaparate. Quizá te sigue gustando cuando te lo llevan a casa, pero no siempre hace juego con el resto de la decoración.

Jean Kerr (1923-2003), autora teatral estadounidense

Maldita sea, siempre estamos igual,
la pelea es un hecho fatal.
Nos llevábamos bien
y ahora toda va mal,
somos tal para cual.
Mala idea, el casarnos tú y yo,
mala idea formalizar el amor
en un contrato social
consiguiendo así
ir de mal en peor.
Somos notas discordantes,
no podemos entonar
los himnos de paz;
somos libres y arrogantes,
no podemos habitar,
tú y yo un dulce hogar.
No es extraño que todo acabe mal,
te hago daño, tú me lo haces igual.
Un chispazo casual forma un temporal,
somos tal para cual [...].

Tal para cual, Luz Casal (1958), cantante, compositora y actriz española

He sufrido dos graves accidentes en mi vida: uno con un tranvía, el otro es Diego.

Sobre su marido, el pintor Diego Rivera,
Frida Kahlo (1907-1954), pintora mexicana

El matrimonio es un dúo o un duelo.

Anónimo

Nunca me casé porque no tenía ninguna necesidad de hacerlo. Tengo tres animales domésticos que cumplen la misma función que un marido. Un perro que gruñe por la mañana, un loro que suelta palabrotas toda la tarde y un gato que llega a casa muy tarde por la noche.

Marie Corelli (Mary Minnie Mackay, 1855-1924), escritora escocesa

El matrimonio debe ser una relación o de simpatía o de conquista.

George Eliot (Mary Anne Evans, 1819-1880), escritora inglesa

Si has de casarte, cásate por los oídos y no por los ojos.

Anónimo

Un marido es lo que queda de un amante cuando le han extraído el nervio.

Helen Rowland (1876-1950), periodista estadounidense

Soy cien por ciento partidaria del matrimonio. Quizá sólo sea un cuento de hadas, pero sigo creyendo en el «Y fueron felices para siempre».

Jennifer Aniston (1969), actriz estadounidense

Sexualidad

Libertad y sexualidad son dos conceptos inextricablemente unidos, y, sin embargo, la mayoría de nosotros, mujeres y hombres, no lo vivimos así... Desde diversos púlpitos institucionales nos previenen contra los males asociados con la práctica del sexo sin complejos ni culpabilidades, y nos dan las normas para ser buenas/os amantes... Todo ello contribuye a que el sexo –espacio de experimentación y creatividad– se convierta a veces en algo mecánico y en un campo de pruebas para demostrar nuestra valía como amantes, lo que nos contiene a la hora de expresar nuestra sexualidad y hace que, paradójicamente, en instantes de tanta intimidad nos sintamos solos. Es bueno recordar que en ningún momento las personas estamos tan completamente *presentes* y *libres* como cuando hacemos el amor. Por tanto, vale la pena que nos libremos de lo que nos impide vivir plenamente esa experiencia única.

La mitad del mundo no puede comprender los placeres de la otra mitad.

Jane Austen (1775-1817), escritora inglesa

Si las mujeres tuvieran relaciones sexuales sólo cuando se sienten presa del amor, la mayoría moriría célibe.

Anónimo

El sexo forma parte de la naturaleza. Y yo me llevo de maravilla con la naturaleza.

Marilyn Monroe (1926-1962), actriz estadounidense

La relación sexual da esa intimidad que solamente tiene la madre con el recién nacido.

Isabel Allende (1942), escritora chilena

No conozco ninguna relación verdadera que no sea al mismo tiempo un acuerdo sexual.

Carmen Llera (1953), escritora española

El sexo no es bueno porque destroza la ropa.

Jacqueline Kennedy (Jacqueline Bouvier, 1929-1994),
primera dama estadounidense

El sexo y el deseo deberían tomar mayor presencia en la vida; hay que vivirlos con mayor fuerza y no tomarlos como tabúes.

Zoé Valdés (1959), escritora cubana

El amor es emoción, y el sexo acción.

Madonna (Louise Veronica Ciccone, 1958),
cantante estadounidense

¿Vibradores? Creo que son magníficos. Te mantienen lejos del «sexo soso». Se los recomiendo a todo el mundo.

Anne Heche (1969), actriz estadounidense

El beso es una forma de diálogo.

George Sand (Aurore Dupin, 1804-1876), escritora francesa

Estar cerca, aproximarse,
acercarse, estrecharse y abrazarse,
rozarse, bordearse y confundirse,
ceñirse y apretarse,
apiñarse, agavillarse,
allegarse, adjuntarse e incluirse,
hacinarse, apropincuarse, anudarse
y reanudarse, avecindarse y convivirse.

Compañero, acompañante,
consecuente, inseparable, connivente,
confuso, aproximado y convergente,
yuxtapuesto y adyacente,
fronterizo e inherente,
incluso, incluido y subsiguiente.

Mirá cuánto se podría decir la gente
si el diccionario fuera menos imponente.

Estemos cerca, aproximémonos,
acerquémonos, estrechémonos y abracémonos,
rocémonos, bordeémonos y confundámonos
y ciñámonos y apretémonos,
apiñémonos, agavillémonos,
hacinémonos, adjuntémonos y anudémonos.

Ay, las cosas que podría hacer la gente...

Proximidad, Nacha Guevara (1949), actriz y cantante argentina

Hacer el amor es algo muy sano: quemas calorías y hasta te olvidas de quién eres.

Isabel Gemio (1961), presentadora de televisión
y comunicadora española

Es curioso que se llame «sexo oral» a la práctica sexual en la que menos se puede hablar.

Pintada anónima

Hoy se abusa del sexo y de la violencia.

Sofía Loren (1934), actriz italiana

Un cuerpo grácil, manos suaves y blancas para servir a mi deleite. Dos pechos turgentes, redondos y dulces invitan a comer a mi boca hambrienta, en donde dos pezones rosados y firmes persuaden al alma sedienta para que beba. Y más abajo, hay todavía un sitio secreto donde de buena gana ocultaría mi amoroso rostro.

Dedicado a Isadora Duncan, Mercedes de Acosta (1893-1968), poetisa, diseñadora y guionista estadounidense

Me opongo a las relaciones sexuales antes de la boda, se corre el riesgo de llegar tarde a la ceremonia.

Anónimo

Una mujer disfruta con la certeza de acariciar un cuerpo cuyos secretos conoce y cuyas preferencias son sugeridas por el suyo propio.

Colette (Gabrielle Sidonie, 1873-1954), escritora francesa

El sexo es perfecto cuando el cuerpo está supeditado al espíritu.

Sharon Stone (1958), actriz estadounidense

Nunca dos desconocidos que compartieron el mismo cuerpo fueron recíprocamente tan desconocidos ni estuvieron tan lejos el uno del otro.

Oriana Fallaci (1929-2006), periodista y escritora italiana

Las relaciones sexuales son como el dinero: cuando lo tienes te lo gastas, y cuando careces de él, sólo piensas en eso.

Almudena Grandes (1960), escritora española

Opino que el sexo, como la buena comida, producen placeres físicos extraordinarios, pero que pueden ser mejorados si se les añade, en el primer caso, un amor profundo y, en el segundo, una buena compañía.

Esperanza Guisán (1946), filósofa y catedrática española

El sexo sin amor es muy poco, y el amor sin sexo también es muy poco.

Marilyn Monroe (1926-1962), actriz estadounidense

No satisfagáis jamás hasta la saciedad vuestros deseos, así podréis proporcionaros placeres nuevos.

Proverbio chino

Eres hielo y fuego. Tu tacto quema las manos como la nieve.

Amy Lowell (1874-1925), poetisa y crítica literaria estadounidense

Vendré a las cinco a hacer el amor contigo. Si llego tarde, empieza sin mí.

Tallulah Bankhead (1902-1968), actriz estadounidense

Muchos hombres son iguales. Sólo les interesa follarte y no les importa si estás contenta o triste. Sólo quieren salirse con sus intereses dentro y fuera de la cama. Y te hacen sentir que no eres nada excepto su juguete sexual.

Cameron Diaz (1972), actriz y modelo estadounidense

Me estiro en la cama y mis pies van en su busca. En mitad de la noche, si me despierto encuentro su mano si estoy medio dormida. Y sexualmente él es simplemente el más...

Sobre su marido, el actor Brad Pitt, Angelina Jolie (1975), actriz estadounidense

Maternidad

La creencia de que una mujer no está completa si no llega a ser madre produce en muchas de ellas sentimientos de frustración, de culpa, de insatisfacción... Nadie podría negar que la experiencia de ser madre es una de las más enriquecedoras de la vida por ser una vivencia de amor tan genuina. No obstante, ser mujer y decidir conscientemente no ser madre es una opción de vida que no debe llevar asociado ningún tipo de complejo ni precisar justificaciones ante nadie. Ser mujer y no ser madre por diversas circunstancias –ser soltera, no querer adoptar o someterse a algún tipo de inseminación artificial...–, aunque se tengan deseos de experimentar la maternidad, es una situación que no significa no ser una persona completa, sino ser una persona en conflicto, que debe curar su alma, y esa curación pasa, entre otras cosas, por liberarse de la presión social.

Te hablo, niño, y tú no lo sabes. En la tiniebla que te envuelve, ignoras hasta que existes. Podría deshacerme de ti, y tú nunca lo sabrías, no tendrías la posibilidad de llegar a la conclusión de si te he hecho daño o un regalo.

Oriana Fallaci (1929-2006), periodista y escritora italiana

Al ser madre comprendí cuánto se había sacrificado la mía por mí.

Anónimo

Mi relación con mi hija es diferente que con mi hijo: me veo en ella, a veces quiero rodearla y decir «sé cómo te sientes»; con mi hijo es distinto, tienes un hijo, y ya está, es todo amor, no puede haber nada malo.

Madonna (Louise Veronica Ciccone, 1958), cantante estadounidense

Escribo sobre el silencio entre las generaciones, el eterno conflicto. No siempre escuchamos a nuestros hijos para saber cómo están. Así nace el silencio de la omisión, cuando debíamos estar presentes.

Lya Luft (1938), escritora brasileña

> **Si no me apasiona un guión, prefiero quedarme en casa con mi hija. Estos años de su infancia pasan tan rápidamente que no quiero perdérmelos por nada del mundo.**
>
> Rene Russo (1955), actriz estadounidense

> ¿Qué alegría es comparable a la del nacimiento de un niño, entre todos los goces que alivian el sufrimiento en la Tierra?
>
> Caroline Norton (1808-1877), activista feminista estadounidense

> El sentimiento adecuado para un bebé que está en contacto con el cuerpo de su madre es una sensación de bienestar o de dicha esencial. La única identidad positiva que puede conocer siendo el animal que es se basa en la premisa de que se encuentra bien y de que es valioso y bienvenido. Sin esta convicción, un ser humano de cualquier edad está mutilado por una falta de confianza, espontaneidad y armonía, por un incompleto sentido de sí mismo. Todos los bebés son valiosos, pero sólo pueden saberlo a través del reflejo, por el modo en que son tratados [...].
>
> *El concepto del continuum*, Jean Liedloff (1939), psicoterapeuta y escritora estadounidense

El arte de ser mujer

La mejor manera de educar un niño es tener otro.

Anónimo

Si no me he quedado embarazada antes, ha sido porque pensaba ¿cómo voy a condenar a un niño a tenerme de madre para siempre?

Rossy de Palma (Rosa Elena García, 1964), actriz y modelo española

Todo lo que la mujer adquirió en la pubertad se deteriora pedazo a pedazo; con la pérdida de la capacidad reproductora, su belleza se desvanece al igual que su estimulante torrente de vida emocional.

Virginia Woolf (1882-1941), escritora inglesa

Por buena que sea la cuna, mejor es la buena crianza.

Proverbio escocés

Una vez que los miembros de una familia se hacen a la idea de que la madre es un ser humano con un cerebro, se adaptan muy bien al hecho.

Pam Brown (1928), actriz estadounidense

El movimiento de liberación de la mujer es simplemente una estupidez. Son los hombres los discriminados. No pueden tener hijos. Y no es probable que nadie tome cartas en el asunto.

Golda Meir (1906-1978), política y estadista israelí de origen ucraniano

Siendo madre he aprendido a no decir siempre sí, a saber decir no.

Cindy Crawford (1966), *top model* estadounidense

Me acuerdo
cuando nació mi hija.

Yo era un solo dolor miedoso,
esperando ver salir de entre mis piernas
un sueño de nueve meses
con cara y sexo.

Parto, Gioconda Belli (1948), escritora y política nicaragüense

Cuando un bebé no está en brazos de su madre, su instinto le dice con fuerza que se encuentra en peligro.

Jean Liedloff (1939), psicoterapeuta y escritora estadounidense

Vale más tener doce hijos que doce millones.

Virginia Vilanova (1934), periodista argentina

Sólo cuando meditamos lo que nos cuestan nuestros hijos, empezamos a darnos cuenta de la deuda que tenemos contraída con nuestros padres.

Anónimo

En la medida en que el sufrimiento de los niños está permitido, no existe amor verdadero en este mundo.

Isadora Duncan (1877-1927), bailarina estadounidense

Tomar la resolución de tener un hijo es algo trascendental. Se trata de decidir tener tu corazón vagando fuera de tu cuerpo para siempre.

Elizabeth Stone (1811-1886), escritora estadounidense

Madre: único Dios sin ateos en la Tierra.

Anónimo

Duérmete en mi vientre, niño,
pequeño prisionero.
Araña mis entrañas, niño,
con tus pequeños dedos.

Yo soy tu prisión,
yo soy tu celda oscura.
Tejeremos tus sueños
con mi canción de cuna.

Báñate en mi mar espeso,
lávate en mi agua.
Bebe bien mi sangre, niño,
que nunca se acaba.

Yo soy tu prisión,
yo soy tu celda oscura.
Tejeremos tus sueños
con mi canción de cuna.

Mécete impaciente, niño,
te llevo en mi cintura.
Tengo tu peso tierno, niño,
desde hace nueve lunas.

Yo soy tu prisión,
yo soy tu celda oscura.
Tejeremos tus sueños
con mi canción de cuna.

Canción de cuna, Cecilia (Evangelina Sobredo, 1949-1976),
cantante y compositora española

Ser madre enseña sobre todo a olvidarse de una misma, a no ser egoísta.

Carmen Posadas (1953), escritora uruguaya

Sólo me sentiré completa como persona cuando sea madre y esposa.

Cindy Crawford (1966), *top model* estadounidense

El amor es para el niño lo que el sol para las flores; no le basta pan, necesita caricias para ser bueno y para ser fuerte.

Concepción Arenal (1820-1893), escritora española

Mi bebé da un nuevo sentido a mi vida.

Linda Evangelista (1965), *top model* estadounidense

Ser madre es otra cosa que te ayuda mucho a coger perspectiva, te tomas menos en serio a ti misma, ves tu trabajo con otra distancia.

Irène Jacob (1966), actriz francesa

Nunca he dicho que no quisiera tener hijos y siento que el momento está cada vez más cerca. Me gustaría tener un niño o dos, y no renunciaré a esa experiencia por mi carrera. El día que dé el paso y tenga hijos, ellos serán lo más importante de mi vida.

Jennifer Aniston (1969), actriz estadounidense

De todos los derechos de una mujer, el más grande es ser madre. El amor de una madre es el combustible que hace que un ser humano logre lo imposible.

Marion Garretty (1917), escritora inglesa

Familia

En los últimos años, en la cultura occidental, gracias a la entrada de las mujeres en el mundo académico y laboral, y también a la evolución que ha experimentado la sociedad en general, la familia ha dejado de ser para ellas un espacio represivo. Su destino ya no es ser exclusivamente la madre y la esposa sacrificada, que siempre piensa en sus hijos y en su marido antes que en ella misma. Ahora, la mujer que se sabe libre, que trabaja, que tiene voz propia y un papel importante también fuera del hogar, se ha reencontrado con los auténticos valores de la familia. Ésta es para ella, ahora más que nunca, su refugio y el lugar donde reponer fuerzas, y donde hallar el amor incondicional de los que realmente la quieren y le dan alas para volar y poder conocer y conquistar otros mundos más allá de las fronteras del hogar.

La óptica es la ciencia de las paradojas. Mirar no es lo mismo que ver, y los que ven, que no son todos, a menudo distinguen mejor un horizonte lejano que una imagen inmediata. La dinámica de las generaciones, por su parte, produce un efecto similar. Al llegar a la edad adulta, los nietos se sienten más vinculados a sus abuelos que a sus padres en el delicado territorio de la identidad.

Almudena Grandes (1960), escritora española

Padres, cuenten sus sueños a sus hijos.

Anónimo

Si quisiera una familia, ya me habría comprado un perro.

Mae West (Mary Jean West, 1892-1980), actriz estadounidense

La familia proporciona unos valores que quedan para toda tu vida. Una familia unida y llena de amor es un lujo difícil de conseguir.

Daryl Hannah (1963), actriz estadounidense

Igual que en las escuelas no se debe hacer proselitismo de izquierda o de derecha (ni, esperemos, proselitismo nacionalista), ni se permite a los partidos políticos enviar a sus representantes para exponer ante los jóvenes o adolescentes las bondades de sus doctrinas, así tampoco debería permitirse el proselitismo religioso. En eso, como en ser de izquierda o de derecha, del Real Madrid o del Barcelona, lo lógico es que tengan más influencia el hogar y los amigos.

Soledad Gallego-Díaz (1948), periodista española

Mis padres me dieron mucha libertad, pero a la vez me hicieron sentir que, pasase lo que pasase, siempre iban a estar ahí.

Mónica Molina (1972), cantante española

La paz y la guerra empiezan en el hogar. Si de verdad queremos que haya paz en el mundo, empecemos por amarnos unos a otros en el seno de nuestras propias familias. Si queremos sembrar alegría en derredor nuestro, precisamos que toda familia viva feliz.

Teresa de Calcuta (1910-1997), misionera india de origen albanés, premio Nobel de la Paz

Nuestros padres nos han enseñado a hablar
y el mundo a callar.

Proverbio checo

Mi abuela conocía el secreto de la vida eterna.
Consistía en un conjunto de reglas tan simples, que
era increíble que nadie más que ella las conociera y
las practicara. A veces nosotros participábamos del
ritual, asegurándonos así, si no una inmortalidad
completa, por lo menos una buena dosis de
inmortalidad.
Una de las ceremonias de ese culto consistía en
hervir acelgas y comerlas inmediatamente,
chorreando el jugo de la cocción, y rociadas con
el jugo de dos limones grandes. En la forma más
perfecta de esta práctica, las acelgas se hervían debajo
de un limonero. Una vez listas, se hacía una incisión
en dos limones que colgaran de árbol sobre la olla,
para que el jugo que cayera sobre las acelgas
conservara intactas sus vitaminas. Así se evitaba
«comer cadáveres» [...].

Músicos y relojeros, Alicia Steimberg (1933), escritora argentina

La familia es un nido de perversiones.

Simone de Beauvoir (1908-1986), escritora y feminista francesa

Un día, mi abuelo me dijo que hay dos tipos
de personas: las que trabajan, y las que buscan
el mérito. Me dijo que tratara de estar en el primer
grupo: hay menos competencia ahí.

Indira Gandhi (1917-1984), estadista y política india

Hay que apartarse de la gente negativa y rodearse
de amigos y familia que te quieran. Si uno no tiene
la suerte de tener padres o abuelos que lo quieran,
hay que buscarlos. Yo misma, cuando murieron mis
abuelos, me busqué otros en Nueva York. No sólo
hay que ponerse cremas por fuera, sino renovarse
por dentro.

Sharon Stone (1958), actriz estadounidense

Yo creo en las familias numerosas: toda mujer debería tener, al menos, tres maridos.

Zsa Zsa Gabor (Sári Gábor, 1917), actriz estadounidense
de origen húngaro

La injusticia, cuando procede de nuestros familiares,
nos causa un dolor más cruel que el hierro.

Proverbio árabe

Aunque no conocí nunca a mi abuela ni el pasado de China, estoy influida por su historia. Yo creo que ella se quitó la vida para reafirmar su fuerza. Esa cólera por tener voz se la transmitió a mi madre y ésta, a su vez, a sus hijos. Tal vez por eso me convertí en escritora.

Amy Tan (1952), escritora estadounidense

Estoy muy contenta pues mis padres siempre me han dado todo su apoyo en mi carrera. Cuando mi padre dejó su trabajo, tuvieron que vender los coches y la casa para trasladarse a una más pequeña, y mi madre mantuvo a la familia con su salón de peluquería. Mi familia al completo hizo un gran sacrificio.

Beyoncé Knowles (1981), cantante y compositora estadounidense

Algunos hombres se niegan a tener hijos, pero ninguno se puede negar a tener padres. La relación más primaria en la vida es la relación entre hombre, mujer y niño. Ninguna filosofía es buena, ni es filosofía, si olvida este principio.

Lin Yutang (1895-1976), escritora estadounidense

Infidelidad

Éste es un tema difícil de tratar con ecuanimidad, pues tendemos a condenar a los hombres y mujeres infieles; entendemos que traicionan la confianza y el amor del otro, y que esto difícilmente se puede perdonar. Sin embargo, hay realidades imposibles de ignorar y que afectan a la vida de pareja: el desamor, las personas con más inquietudes sexuales, los problemas de pareja o personales que conducen a buscar amor y afecto en otros, el deseo de experimentar cosas nuevas, la pasión descontrolada, la atracción de lo prohibido... Cada pareja tendrá que solucionar este problema a su manera, desde luego, pero parece que lo importante, y lo más honrado, es que ninguno de los miembros permanezca engañado y que la decisión de continuar juntos, con o sin infidelidades, sea de los dos con pleno conocimiento de la situación.

A cualquier mujer le gustaría ser fiel. Lo difícil es hallar el hombre a quien serlo.

Marlene Dietrich (1901-1992), actriz alemana

Desde luego, hay hombres que no saben ya qué hacer para organizar un congreso lo suficientemente lejos como para que no los acompañen sus mujeres.

Elvira Lindo (1962), periodista y escritora española

Las mujeres desconfían demasiado de los hombres en general y muy poco en particular.

Anónimo

Los maridos no son nunca amantes tan maravillosos como cuando están traicionando a su mujer.

Marilyn Monroe (1926-1962), actriz estadounidense

Los desamores se nos graban como un tatuaje en la memoria, mientras que las etapas de dicha tienden a desteñirse y emborronarse.

Rosa Montero (1951), periodista y escritora española

La primera vez que me engañes, será culpa tuya;
la segunda vez, la culpa será mía.

Proverbio árabe

Antes de casarme, veía difícil permanecer fiel a una persona. Ahora creo en el calor de un hogar, en la relación oficial. Cuando se está enamorada, la fidelidad es fácil.

Julia Roberts (1967), actriz estadounidense

Las infidelidades se perdonan, pero no se olvidan jamás.

Marquesa de Sevigné (Marie de Rabutin-Chantal, 1627-1696), pensadora y escritora francesa

A un hombre le resulta horriblemente difícil mentir a la mujer que ama... la primera vez.

Helen Rowland (1876-1950),
periodista estadounidense

Quien en ti se fía, no le engañes.

Refrán popular

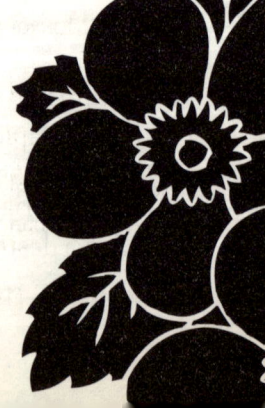

Considera, amor mío, hasta qué extremo has sido
imprevisor. ¡Ah, desdichado, te has traicionado y me
has traicionado con engañosas esperanzas! Una
pasión sobre la cual habías construido tantos
proyectos placenteros sólo te causa hoy una mortal
desesperanza, apenas comparable en crueldad a
la ausencia que la provoca. ¿Y qué? ¿Esta ausencia,
a la que mi dolor, pese a su ingenio, no logra dar un
nombre bastante funesto, me privará para siempre
de mirar esos ojos en los que tanto amor veía, y que
me daban cuenta de aquellos afanes que me
colmaban de dicha, me valían lo que ninguna otra
cosa, y me bastaban? [...]

Carta primera, Mariana Alcoforado (1640-1723),
religiosa portuguesa

Cuando una mujer tiene miedo de su rival, está perdida.

Condesa du Berry (Marie-Jeanne Beau, 1743-1793),
dama francesa

Decir amistad es decir entendimiento cabal,
confianza rápida y larga memoria; es decir, fidelidad.

Gabriela Mistral (1889-1975), escritora y defensora de los
derechos humanos chilena, premio Nobel de Literatura

Amistad

Hay amistades que duran años, con los altibajos propios de todas las relaciones; hay otras que son más breves, pero resultan muy intensas y nos proporcionan consuelo o apoyo o compañía y también comprensión durante un tiempo, y luego se acaban por las diferentes circunstancias cambiantes de la vida; hay otras que nos siguen a cierta distancia, con las que ya no compartimos las vivencias de otro tiempo, pero que no queremos perder porque siguen existiendo confidencias y son lazos valiosos que nos comunican con nuestro pasado; hay otras... La amistad de cada persona nos ofrece algo diferente e insustituible que no nos pueden dar los demás. Para las mujeres, los amigos son, entre todas las cosas de este mundo, el tesoro que hay que buscar con más celo y velar con más cuidado.

Uno no hace amigos: los reconoce a medida que los va encontrando.

Isabel Paterson (1886-1961), escritora y pensadora política estadounidense

Una amiga llega a tiempo, los demás cuando tienen tiempo.

Anónimo

Cuando la voz de un enemigo acusa, el silencio de un amigo condena.

Ana de Austria (1549-1580), reina española

Soy muy afortunada. Tengo un montón de amigos.

Anna Kournikova (1981), tenista rusa

Sustituir el amor propio por el amor a los demás, es cambiar un tirano insufrible por un buen amigo.

Concepción Arenal (1820-1893), escritora española

Amigos tengo por cientos
para toda mi delicia,
yo lo digo sin malicia
con verdadero contento.
Yo soy amiga del viento
que rige por las alturas,
amiga de las honduras
con vueltas y torbellinos,
amiga del aire fino
con toda su travesura.

Yo soy amiga del fuego,
del astro más relumbrante,
porque en el cielo arrogante
camina como su dueño.
Amiga soy del ruiseñor,
relámpago de la luna,
con toda su donosura
alumbra la mar furiosa,
y amiga de las frondosas
oscuridades nocturnas.

Amiga del solitario
lucero de la mañana,
y de la brisa temprana,
que brilla como el rosario
amiga del jardinario
del arco de las alianzas.
Amiga soy de confianza
de nubes y nubarrones,
también de los arreboles
en todas las circunstancias [...].

Amigos tengo por cientos, Violeta Parra (1917-1967),
cantante y compositora chilena

La amistad no se mide en minutos ni en años. Se mide en lealtad, comprensión y colaboración.

Anónimo

Vale la pena conocer al enemigo, entre otras cosas por la posibilidad de que algún día se convierta en un amigo.

Margareth Thatcher (1925), política y estadista inglesa

Hay una teoría infalible sobre la amistad: siempre hay que saber qué se puede esperar de cada amigo.

Carmen Posadas (1953), escritora uruguaya

Es extraño cuánto duele la partida de un amigo, que sólo deja tras de sí el silencio.

Pam Brown (1928), actriz estadounidense

Una hermana es una amiga que nos da la naturaleza, y una amiga es una hermana que nos da la sociedad.

Anónimo

No hay que mirar qué bien nos ha hecho un amigo,
sino solamente el deseo que él tiene de hacérnoslo.

Marquesa de Sablé (Madeleine de Souvré, 1599-1678),
autora de máximas francesa

**Cuánto más fácil es tolerar las debilidades
de nuestros amigos que admitir sus
virtudes.**

Elizabeth Bibesco (1897-1945), escritora inglesa

La sinceridad en la amistad es para mí tan sagrada
como un matrimonio eterno.

Katherine Mansfield (1888-1923), escritora inglesa

Las verdaderas amigas se hieren con la verdad para
no destruirse con la mentira.

Anónimo

Tengo muy buenas amigas, están hartas
de escucharme, las tengo fritas.

Penélope Cruz (1974), actriz española.

Cuando regreso de largas tournées, me gusta reunir a mis amigos alrededor de una buena mesa.

Amélie Mauresmo (1979), tenista francesa

La amistad está próxima al amor maternal, al amor fraternal, al amor eterno, al amor puro, sueño siempre deseado que no es el amor bajo la cubierta del amor, sino un sentimiento puro, nunca exigente y, por lo tanto, eterno. La amistad ha unido a mas personas que el amor. Es preciosa y sagrada. Une a los soldados en el combate, reúne a las fuerzas que resisten, nos abraza a todos, incluso cuando nuestros objetivos son confusos.

Marlene Dietrich (1901-1992), actriz alemana

Si quieres un enemigo, escoge a un amigo, él sabrá dónde herir.

Anónimo

El amor exige, la amistad concede.

Carmen Sylva (Isabel de Rumanía, 1843-1916), escritora y reina de Rumanía

La amistad termina donde la desconfianza empieza.

ANÓNIMO

El amor sin admiración sólo es amistad.

GEORGE SAND (Aurore Dupin, 1804-1876), escritora francesa

Te harás viejo, panzudo y fofo, llevarás gafas y dentadura postiza y se encorvará tu espalda. Mas para tu amigo seguirás siendo como eras en el último año en la escuela.

MARION GARRETTY (1917), escritora inglesa

Cada amigo representa un mundo dentro de nosotros, un mundo que tal vez no habría nacido si no lo hubiéramos conocido.

ANAÏS NIN (1903-1977), escritora estadounidense de origen francés

Los amigos son ángeles que nos ayudan a ponernos de pie otra vez cuando nuestras alas olvidan cómo volar.

ANÓNIMO

Los animales son buenos amigos: no hacen preguntas y tampoco críticas.

George Eliot (Mary Anne Evans, 1819-1880), escritora inglesa

Una amiga es alguien con quien se puede no hacer nada y disfrutar de ello.

Anónimo

Un estudio publicado por la Universidad de Los Ángeles, California, indica que la amistad entre mujeres es verdaderamente especial. Se descubrió que las amigas contribuyen al fortalecimiento de la identidad y protección de nuestro futuro. Constituyen un remanso en medio del mundo real, lleno de tempestades y obstáculos. Las amigas nos ayudan a llenar los vacíos emocionales de nuestras relaciones con los hombres y nos ayudan a recordar quiénes somos realmente. Después de cincuenta años de investigaciones, se identificó que existen sustancias químicas producidas por el cerebro que ayudan a crear y mantener lazos de amistad entre las mujeres. Los investigadores, hombres en su mayoría, se sorprendieron con los resultados de los estudios. [...] El estudio concluyó que la amistad entre las mujeres constituye ¡¡¡¡¡¡¡¡una fuente de fuerza, bienestar, alegría y salud!!!!!!!!

Las amigas curan, encontrado en Internet

Belleza y cuerpo

El cuidado del cuerpo y la belleza siempre han estado asociados a la mujer; hace muy poco que al hombre se le pide «estar guapo». No obstante, el culto a la belleza del cuerpo ha llegado hoy en día a límites preocupantes, sobre todo para nosotras. Gracias a esta sociedad globalizada, se ha impuesto en todos los pueblos y culturas –no importa si las mediterráneas somos más bajitas y tenemos más curvas que las nórdicas– un único canon de belleza: hay que parecer joven, aun a los sesenta años, y estar tan delgadas como cualquier actriz hollywoodense de veinte años. Reconocer que ésta es una misión imposible, impuesta por intereses comerciales y económicos, puede salvarnos de caer en una nueva forma de esclavitud, y ya hemos vivido muchas. Cuidarnos, sí; pero siempre de acuerdo con nuestros años y nuestro físico.

Durante muchísimos años, en América, si no eras rubia y con los ojos azules, no eras sexy. Toda mi vida he luchado por sentirme bien frente al espejo.

Halle Berry (1967), actriz estadounidense

La belleza es sólo visual, más real en una película o en piedra que en tres dimensiones vivas.

Naomi Wolf (1962), escritora estadounidense

El *sex-appeal* es cincuenta por ciento lo que tienes y cincuenta por ciento lo que los demás creen que tienes.

Sofía Loren (1934), actriz italiana

Tengo muchos defectos. Mis dientes, por ejemplo, no son perfectos. Y mis pies parecen pequeñas salchichas... ¡Pero puedo vivir con ello!

Laetitia Casta (1978), *top model* francesa

Mis ojos son lo que más me gusta de mí, no por lo que parecen, sino por lo que me permiten ver.

Anne Heche (1969), actriz estadounidense

La belleza sin gracia es un anzuelo sin cebo.

Ninon de Lenclos (Anne de l'Enclos, 1616-1705), cortesana y escritora francesa

Cada cosa tiene su belleza, pero no todos pueden verla.

Proverbio chino

Yo no dudo de mi capacidad, son los demás los que recelan. Deben pensar: si es guapa, no le pidas encima que sea lista.

Elsa Pataky (1976), actriz española

Hay una razón por la que nadie me ha visto jamás en minifalda. Soy como todo el mundo: no creo que tengo un cuerpo bonito.

Angelina Jolie (1975), actriz estadounidense

La hermosura es flor de un día. Hoy no luce, ayer lucía.

Refrán popular

La belleza no es realmente importante, lo que cuenta es el encanto y ser uno mismo.

Laetitia Casta (1978), *top model* francesa

Espero que la gente vea que hay un cerebro bajo el pelo y un corazón bajo las tetas.

Dolly Parton (1946), cantante estadounidense

La joven mujer del vestido de crepé de China, todo estampado con pequeñas pagodas dispuestas en medio de gigantescas flores de aciano, cruzó las piernas y observó, con una satisfacción envidiable, la punta de su sandalia verde calada. Después, con una calma igualmente feliz, se inspeccionó las uñas de las manos, pintadas de un rojo tan brillante y espeso que daba la impresión de que acabara de despedazar a un buey con sus propias manos. Bajó entonces de golpe la barbilla hasta el pecho y se entretuvo acariciando los rizos artificiales, que le caían por la nuca como aguzadas y secas virutas; y volvió a parecer como envuelta en una agradable satisfacción. Encendió entonces otro cigarrillo y dio la impresión de que lo encontraba bueno, como todo en ella [...].

El primo Larry, Dorothy Parker (1893-1967), escritora y crítica estadounidense

Aunque prefiero que no me juzguen por mi físico, he comprendido que, como actriz, mi cuerpo es un instrumento de trabajo más, y si me ayuda a darle credibilidad a un personaje, ¡lo acepto!

Halle Berry (1967), actriz estadounidense

Soy consciente de que parte de mi éxito se debe a tener un cuerpo con formas.

Cindy Crawford (1966), *top model* estadounidense

No he basado mi trayectoria en la juventud, la belleza ni el *glamour*.

Aitana Sánchez Gijón (1968), actriz española

La belleza que captan los ojos es sólo el embrujo de un momento, el ojo del cuerpo no es siempre el del alma.

George Sand (Aurore Dupin, 1804-1876), escritora francesa

No hay mujeres feas, sólo perezosas.

Helena Rubinstein (1882-1952), empresaria estadounidense

Hombres

Merecemos que lleguen a entendernos y a considerarnos como iguales, nos lo hemos ganado. No obstante, no es de extrañar que ellos, que en los últimos años están perdiendo privilegios en el hogar y también en el trabajo, privilegios a los que estaban acostumbrados y a los que creían que tenían un derecho indiscutible sólo por haber nacido varones, estén despistados y algo descolocados por los cambios que, en los últimos tiempos, las mujeres llevamos a cabo en nuestras vidas y que, naturalmente, afectan a toda la sociedad. Mujeres y hombres debemos hacer todos los esfuerzos posibles por acercar nuestras posiciones, por comprendernos mejor. En realidad nos gustamos mucho y no podemos vivir los unos sin los otros, ¿no es cierto?

Las mujeres han actuado de espejo durante siglos debido a la magia y al delicioso poder de saber reflejar la figura del hombre al doble tamaño del natural.

Virginia Woolf (1882-1941), escritora inglesa

Si sabes que la mayoría de los hombres son como niños, no necesitas saber nada más.

Coco Chanel (1883-1971), diseñadora de moda francesa

¿Por qué Dios creó a los hombres? Porque los vibradores no pueden cortar el césped.

Madonna (Louise Veronica Ciccone, 1958),
cantante estadounidense

Yo no diría que he tenido mala suerte con los hombres, porque eso depende. Muchas veces te lo has buscado tú.

Carmen Maura (1945), actriz española

Me gustan los hombres lo bastante fuertes para mostrar su fragilidad.

Isabelle Alonso (1964), escritora y ejecutiva feminista francesa

Todo el mundo se equivoca, tanto los hombres como las mujeres. La diferencia es que las mujeres lo saben.

Eleanor Bron (1934), actriz inglesa

El hombre es en verdad un animal gregario; puede que le guste pasear a solas, pero odia quedarse solo en sus opiniones.

Anónimo

Cuando un hombre se echa atrás, retrocede de verdad. Una mujer sólo retrocede para coger impulso.

Zsa Zsa Gabor (Sári Gábor, 1917), actriz estadounidense de origen húngaro

A un hombre sólo le pido tres cosas: que sea guapo, implacable y estúpido.

Dorothy Parker (1893-1967), escritora y crítica estadounidense

La educación actual hace a los hombres inútiles.

Cristina Almeida (1948), política española

El hombre tiene miedo a la pérdida del poder, le asustan las mujeres que saben lo que quieren y están seguras de sí mismas.

Amparo Larrañaga (1963), actriz española

Es mejor ser hombre que mujer, porque hasta el hombre más miserable tiene una mujer a la cual mandar.

Isabel Allende (1942), escritora chilena

Los hombres desaprueban, en general, lo que son incapaces de ejecutar.

Cristina de Suecia (1626-1689), reina de Suecia

Los hombres son criaturas con dos piernas y ocho manos.

Jayne Mansfield (1933-1967), actriz estadounidense

Detrás de cada hombre con éxito, hay una mujer sorprendida.

Anónimo

El problema de la mujer siempre ha sido un problema de hombres.

SIMONE DE BEAUVOIR (1908-1986), escritora y feminista francesa

**Si es una mujer, es cáustica;
si es un hombre, es autoritario.**

BARBARA WALTERS (1929), presentadora de televisión estadounidense

Detrás de un gran hombre, siempre hay una gran mujer.

ANÓNIMO

El hombre es un ser escondido en sí mismo.

MARÍA ZAMBRANO (1904-1991), filósofa y escritora española

He conocido a hombres que no sabían besar. Siempre he encontrado tiempo para enseñarles.

MAE WEST (Mary Jean West, 1892-1980), actriz estadounidense

Volvió. No dijo nada.
Pero era evidente que sufría alguna contrariedad.
Se acostó vestido.
Se tapó la cabeza con una manta.
Se acurrucó.
Cuarentón, pero no en ese momento.
Está, pero como se está en el vientre de la madre,
envuelto en siete pieles, en protectora oscuridad.
Mañana pronunciará una conferencia sobre la homeostasis
aplicada a la cosmonáutica metagaláctica.
Por ahora, hecho un ovillo, duerme.

Regresos, WISLAWA SZYMBORSKA (1923), poetisa polaca, premio Nobel de Literatura

Un hombre que lee, o que piensa, o que calcula, pertenece a la especie y no al sexo.

Marguerite Yourcenar (1903-1987), escritora francesa de origen belga

Del hombre admiro la ternura; de la mujer, la complicidad.

ANA BELÉN (1951), cantante y actriz española

Eternos niños seguís siendo hasta la vejez. Niños a los que hay que dar de comer en la boca, limpiar, servir, aconsejar, consolar y proteger de vuestras debilidades y de vuestra indolencia, y me desprecio a mí misma por no saber prescindir de vosotros.

Oriana Fallaci (1929-2006), periodista y escritora italiana

Lo único malo de los hombres es que no los tengo siempre cerca de mí.

Lana Turner (1921-1995), actriz estadounidense

El descubrimiento de un hombre que comprenda realmente la vida y a la vez entienda el arte de la conversación debe ser uno de los placeres más intensos, como el descubrimiento de un nuevo planeta para un astrónomo o de una nueva variedad de planta para un botánico.

Lin Yutang (1895-1976), escritora estadounidense

¿Hombres? No es para tanto. El órgano del que muchos se sienten tan orgullosos cabría en una pequeña lata de sardinas.

Isabel Allende (1942), escritora chilena

Vejez

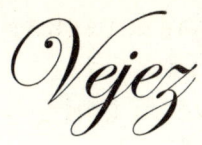

En esta época de culto al cuerpo... joven, se nos está haciendo muy difícil aceptar el paso del tiempo y nuestro inevitable envejecimiento, sobre todo a las mujeres. La moda, la publicidad y el cine más comercial nos muestran cuál es la mujer apetecible, sensual y triunfadora, y ésta siempre tiene el cuerpo y el rostro de una chica de entre veinte y treinta años, sumamente delgada y con labios y pechos voluptuosos. ¡Una imagen que la mayoría no hemos tenido ni cuando contábamos con dieciocho años! Por mucho que luchemos contra ellos, los años dejan tozudamente marcado su paso en las arrugas de nuestro rostro, pero también –y esto es lo mejor– nos dejan las vivencias, un mayor conocimiento de nosotras mismas y un saber valorar y saborear como auténticas *gourmets* los buenos momentos, y éstos, la mayoría de las veces, los encontramos en las pequeñas cosas de la vida.

No voy a hacer introspección alguna. Me repito la frase de Henry James: «Observar incansablemente». Observar los síntomas de la vejez que se acerca. Observar la codicia. Observar mi propio abatimiento. Con ese método, todo eso se vuelve útil. Insisto en aprovechar esta época de la mejor manera posible. Me hundiré con todas mis banderas desplegadas.

Virginia Woolf (1882-1941), escritora inglesa

Cuanto más se envejece, más se parece la tarta de cumpleaños a un desfile de antorchas.

Katharine Hepburn (1907-2003), actriz estadounidense

Los árboles más viejos dan los frutos más dulces.

Anónimo

La edad no protege del amor. Pero el amor protege de la edad.

Jeanne Moreau (1928), actriz francesa

Generalmente, la experiencia se atribuye a las personas de cierta edad, y lo peor es que se lo atribuyen ellas mismas.

Anónimo

A los cuarenta años, uno empieza por fin a tener una ligera idea de quién es.

Christina Rosenvinge (1964), cantante española

El amor que es un necio a los veinte años es un loco a los sesenta.

George Sand (Aurore Dupin, 1804-1876), escritora francesa

La juventud es algo muy novedoso. Hace veinte años nadie la nombraba.

Coco Chanel (1883-1971), diseñadora de moda francesa

Se necesitan dos años para aprender a hablar y sesenta para aprender a callar.

Anna Pavlova (1882-1931), bailarina rusa

El tiempo pasa
Nos vamos poniendo viejos
Yo el amor
No lo reflejo como ayer
En cada conversación
Cada beso cada abrazo
Se impone siempre un pedazo
De razón

Vamos viviendo
Viendo las horas
Que van pasando
Las viejas discusiones
Se van perdiendo
Entre las razones
Porque años atrás
Tomar tú mano
Robarte un beso
Sin forzar el momento
Hacía parte de una verdad [...].

A todo dices que sí
A nada digo que no
Para poder construir
Esta tremenda armonía
Que pone viejo los corazones

Años, Mercedes Sosa (1935), cantante argentina

Añorar el pasado es correr tras el viento.

Proverbio ruso

El rostro de una mujer debe estar acuñado por su propia historia.

Claudia Cardinale (1938), actriz italiana

Somos el pasado del mañana.

Mary Webb (1881-1927), novelista inglesa

Nunca se pierden los años que se quita una mujer, van a parar a cualquiera de sus amigas.

Proverbio chino

Aún sufro desengaños, o sea que aún conservo algo de juventud.

Ana María Matute (1926), escritora española, miembro de la Real Academia Española

Mi verdad básica es que todo tiempo es ahora una expansión.

Shirley Maclaine (1934), actriz estadounidense

La vida humana es demasiado corta para empezar a quitarle cosas. Lo importante es añadirle capítulos.

Victoria Abril (1959), actriz española

Cásate con un arqueólogo. Cuánto más vieja te hagas, más encantadora te encontrará.

Agatha Christie (1890-1976), escritora inglesa

Mi cerebro pronto tendrá un siglo, pero no conoce la senilidad. El cuerpo se me arruga, es inevitable, ¡pero no el cerebro!

Rita Levi-Montalcini (1909), neuróloga italiana, premio Nobel de Medicina

Acabo de cumplir los cuarenta, pero todavía hay diseñadores, fotógrafos y estilistas que siguen llamándome, adoro mi trabajo y tengo una salud de hierro. ¿Qué más puedo pedir?

Linda Evangelista (1965), *top model* estadounidense

Se ríe uno más cuando es mayor.

Carmen Maura (1945), actriz española

Cuando llega el tiempo en que podría, ha pasado el tiempo en que se pudo.

Marie Von Ebner-Eschenbach (1830-1916), escritora austríaca

No es un secreto que las mujeres de más de cuarenta años siempre han tenido una atracción y un poder muy profundo.

Sharon Stone (1958), actriz estadounidense

No hay que culpar a la vejez de todas las faltas de los viejos.

Anónimo

Quizá una empieza a envejecer en el momento en que empieza a dolerle la memoria.

Rosa Montero (1951), periodista y escritora española

Lo importante no es lo que nos hace el destino, sino lo que nosotros hacemos de él.

Florence Nightingale (1820-1910), enfermera inglesa

El que de joven corre, de viejo trota.

Refrán popular

En la juventud aprendemos, en la vejez entendemos.

Marie Von Ebner-Eschenbach (1830-1916), escritora austriaca

¿Qué es un adulto? Un niño inflado por la edad.

Simone de Beauvoir (1908-1986), escritora y feminista francesa

Sólo cerrando las puertas detrás de uno, se abren ventanas hacia el porvenir.

Françoise Sagan (1935-2004), escritora francesa

Disfruta hoy, es más tarde de lo que crees.

Proverbio chino

Profesión y trabajo

Poder desarrollarnos profesionalmente nos permite crecer como personas y sentirnos independientes y válidos. Todos, sí, pero las mujeres de forma especial, no cabe duda. Con independencia de que desarrollemos un trabajo intelectual o manual, o más o menos cualificado, el hecho de ganar nuestro propio dinero, de tener responsabilidades, de hablar con personas nuevas y diferentes favorece nuestro crecimiento personal y nos ayuda a conocernos mucho mejor. Nos vemos interactuar con otras gentes y en otros espacios y, sorprendidas –porque siempre solemos ser nosotras las que más nos infravaloramos y menos creemos en nosotras mismas y en nuestros recursos–, nos gustamos, nos gusta esa faceta tan nuestra, ajena a hijos, marido, padres o amigos. El trabajo es uno de nuestros espacios personales más importantes, y desde luego no debemos dudar en defenderlo.

Lo que menos me gusta de ser escritora es que se confunda continuamente mi trabajo con mi intimidad. Escribir es ser uno mismo, pero a través de los otros.

Luisa Castro (1966), escritora y columnista española

No se puede crecer sin trabajar mucho y duro y sin tomar algún riesgo.

Gloria Estefan (1957), cantante cubana

Mi vida profesional es excitante y productiva como mi vida personal.

Anne Heche (1969), actriz estadounidense

En la ciencia hemos de interesarnos por las cosas, no por las personas.

Marie Curie (1867-1934), física y química francesa

Uno hace cosas más o menos bien, otras mal. Lo que importa es hacerlas con las mejores intenciones y con honestidad. No me gusta calificar ni que me califiquen. No compito. La vida no es una carrera.

Norma Aleandro (1936), actriz argentina

El éxito es poder hacer la música que nos gusta, sin imposiciones.

Eva Amaral (1973), cantante española

No haría películas desnuda. Personalmente, para mí, salir con la ropa puesta es una actuación, actuar sin ropa es un documental.

Julia Roberts (1967), actriz estadounidense

Se triunfa con lo que se aprende.

Coco Chanel (1883-1971), diseñadora de moda francesa

Mi vida nunca fue de conquistar nada, fue de trabajar. Aprendí eso en mi casa. Lo que yo hago es un oficio.

Fernanda Montenegro (1929), actriz brasileña

Mediante el trabajo ha sido como la mujer ha podido franquear la distancia que la separa del hombre. El trabajo es lo único que puede garantizarle una libertad completa.

Simone de Beauvoir (1908-1986), escritora y feminista francesa

La fama no cambia al artista, sino a los que lo rodean.

Icíar Bollaín (1967), directora de cine y actriz española

Si fracaso, por lo menos fracaso a mi manera.

Jodie Foster (1962), actriz estadounidense

La popularidad te da cierto poder.

Carmen Maura (1945), actriz española

Fui una chica guapa que hizo cine, nada más que eso. Carecía de auténtica vocación interpretativa, aunque con el paso de los años llegué a sentir un auténtico amor por mi trabajo. Era conocida con el sobrenombre «el animal cinematográfico más bello del mundo».

Ava Gadner (1922-1990), actriz estadounidense

Una es mi obligación, uno es mi deber: escribir

Antonieta Rivas Mercado (1900-1931), ensayista, actriz, activista política y mecenas de artistas mexicana

Trabajo de prisa para vivir despacio.

Montserrat Caballé (1933), soprano española

He militado largamente
en oscurísimos recintos
de donde traigo una batalla
que no se termina nunca.
Estoy en guerra casi todo el tiempo
y espero que me gane una paloma.

La verdad es que también sirvo
para desordenarlo todo.
Con qué cuidado precipito
planillas en primavera,
y alterando sensatos equilibrios
me dan lo mismo números que grillos [...].

He trabajado anteriormente
en invisibles oficinas
llenas de crisis apilada
y documentos vegetales,
donde los pájaros me habilitaron
con un diploma de mirarlos siempre.

Diré también para abreviar,
que estudio lágrimas modernas
y pienso publicar un libro
de suspiros cuando me muera,
y que tengo por todo patrimonio
un montón de relámpago vigente [...].

Solicitud de empleo, María Elena Walsh (1930),
escritora, cantante y compositora argentina

Cómo explicarles a los futuros periodistas que el periodismo consiste fundamentalmente en contar los hechos. Y cómo desenganchar del opinionismo a tantos opinadores que viven de eso, de echar espuma por la boca. A veces hay que esperar, esperar a ver qué pasa.

Elvira Lindo (1962), periodista y escritora española

Los científicos necesitamos especialmente la imaginación. No bastan las matemáticas ni la lógica: necesitamos algo de estética y poesía.

Maria Mitchell (1818-1889), astrónoma estadounidense

Lo que importa es cuanto amor ponemos en el trabajo que realizamos.

Madre Teresa de Calcuta (1910-1997), misionera india de origen albanés

Confío en el destino y en la casualidad, pero sobre todo en el trabajo.

Inés Sastre (1973), modelo española

**Escribir es defender la soledad
en la que vivo.**

María Zambrano (1904-1991), filósofa y escritora española

Antes me preocupaba lo que la gente pensaba de mí.
Me inquietaban los rumores, los comentarios...
Ahora sé que no se puede gustar a todo el mundo, así
que he aprendido a no dar importancia a las críticas.

Halle Berry (1967), actriz estadounidense

Sólo los necios se encuentran satisfechos y confiados
con la calidad de su trabajo.

Mercedes Milà (1951), periodista y presentadora española

La emoción es más importante que la técnica.

Maya Plisétskaya (1925), bailarina española de origen ruso

Escribir es para mí como hacer ganchillo: siempre
temo que se me vaya a escapar un punto.

Isabel Allende (1942), escritora chilena

Debemos disciplinarnos continuamente para recordar qué sentíamos en los primeros momentos de nuestra carrera.

Sarah Caldwell (1924-2006), directora de orquesta estadounidense

Haz lo que ames, porque así amarás lo que haces.

Anónimo

No quiero dejarme arrastrar por cosas que me aparten del equilibrio que busco permanente entre el trabajo, mi vida personal, mis afectos, mi círculo, las cosas que me importan.

Aitana Sánchez Gijón (1968), actriz española

Todo aquello que un novelista vive o siente, servirá de combustible para la hoguera insaciable que es su mundo de trabajo.

Carmen Laforet (1921-2004), escritora española

Quiero fotografiar las ceremonias dignas de consideración de nuestro presente porque, mientras vivimos aquí y ahora, tenemos tendencia a percibir sólo lo que es aleatorio, estéril e informe. Mientras lamentamos que el presente no sea como el pasado y perdemos la esperanza de que se convierta en el futuro, sus innumerables hábitos inescrutables permanecen a la espera de un significado.

Diane Arbus (1923-1971), fotógrafa estadounidense

Nadie puede llegar a la cima armado sólo de talento. Dios da el talento; el trabajo transforma el talento en genio.

Anna Pavlova (1882-1931), bailarina rusa

Libertad

Libertad de conciencia, de cultos, de pensamiento, de imprenta, de asociación... A todo esto y a mucho más nos referimos cuando hablamos de la LIBERTAD. Todos tenemos derecho a que los Estados garanticen nuestra libertad, desde luego, pero cada uno de nosotros tenemos el deber de respetar la de los demás. Sentirse libre para hacer, pensar y decir lo que uno quiera, para vivir, en fin, según las decisiones personales, movidos por los propios intereses, es sin duda otro de los regalos que las democracias han promovido. Ya que tenemos una memoria muy reciente de las dictaduras del siglo pasado, es importante que tanto las mujeres como los hombres asumamos la tarea de educar a las futuras generaciones en el respeto a las diferencias (de raza, de género, de religión...) y a la libertad de todos para que puedan disfrutar de una sociedad más enriquecedora y más justa.

A una de estas dos cosas tendría derecho: libertad o muerte. Si no podía tener una, tendría la otra, pues nadie me iba a capturar viva.

Harriet Tumban (1821-1913), abolicionista estadounidense

Más grande que el amor a la libertad es el odio a quien te la quita.

Anónimo

Cuando las personas tienen libertad para hacer lo que quieren, por lo general comienzan a imitarse mutuamente.

Françoise Sagan (1935-2004), escritora francesa

¡Oh, libertad! Cuantos crímenes se cometen en tu nombre.

Madame Roland (Jeanne-Marie Philipon, 1754-1793), escritora y actriz francesa

La libertad es incompatible con el amor. Un amante es siempre un esclavo.

Madame de Staël (Anne-Louise Germaine Necker, baronesa de Staël-Holstein, 1766-1817), escritora francesa

Para decirte, amor, que te deseo,
sin los rubores falsos del instinto,
estuve atada como Prometeo,
pero una tarde me salí del cinto.

Son veinte siglos que movió mi mano
para poder decirte sin rubores:
«Que la luz edifique mis amores».
¡Son veinte siglos los que alzó mi mano!

Pasan las flechas sobre mis cabellos,
pasan las flechas aguzados dardos...
¡Son veinte siglos de terribles dardos!
Sentí su peso al libertarme de ellos.

Veinte siglos, ALFONSINA STORNI (1892-1938),
poetisa argentina

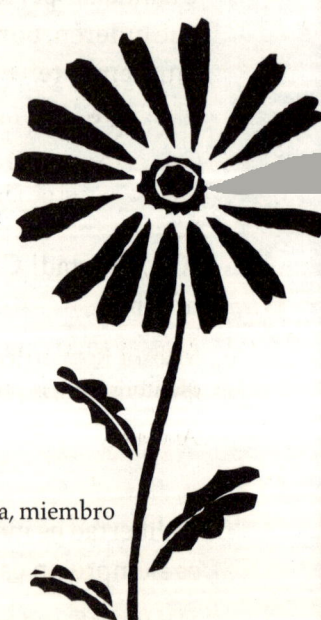

Mi libertad termina donde empiezan
los derechos de los demás.

ANÓNIMO

Escribo para ser libre.

ANA MARÍA MATUTE (1926), escritora española, miembro
de la Real Academia Española

Una causa que defienden las mujeres y las madres, a pesar de los avatares de la lucha, será siempre una lucha victoriosa.

Dolores Ibárruri (1895-1989), activista política española

La libertad no es nada cuando se convierte en un privilegio.

Rosa Luxemburg (1870-1919), filósofa, política y revolucionaria alemana de origen polaco

En vano se echa la red ante los ojos de los que tienen alas.

Gabriela Mistral (1889-1957), escritora chilena, premio Nobel de Literatura

Más grande que el amor a la libertad es el odio a quien te la quita.

Anónimo

Libertad, alma de todas las cosas, sin ti todo muere. Quiero que se cumplan las leyes, pero no quiero esclavos.

Catalina II la Grande (1729-1796), emperatriz rusa

La libertad es para soñarla.

Carmen Martín Gaite (1925-2000), escritora española

Sabiduría y comprensión

Aprender a observar sin juzgar, a sacar conclusiones inteligentes –sin autoengaños– de lo vivido, a actuar con prudencia y a ser prudentes al pronunciarnos, son sólo algunas de las conductas asociadas a lo que llamamos sabiduría. No dar nada por supuesto y recordar que todos, hombres y mujeres, hacemos las cosas lo mejor que podemos desde nuestro nivel de conciencia, son los materiales con los que podemos construir el puente de comprensión que nos haga sentir menos solos en la vida. La sabiduría, pues, nada tiene que ver con la adquisición de conocimientos académicos, sino con el acopio de momentos vividos, no importa si solos o en compañía, si ricos de emociones o no, lo que importa es que sean con plena conciencia de quiénes somos y celebrando el regalo de la vida. Las mujeres, dadoras de vida, podemos contribuir a tender más puentes de sabiduría y comprensión.

El secreto de la vida está en encontrar la fuerza, la energía o el amor necesarios para que la vida sea a la vez algo muy doloroso y muy pleno.

Verónica Forqué (1955), actriz española

El que busca la verdad, corre el riesgo de encontrarla.

Isabel Allende (1942), escritora chilena

Prefiero poder mirarme en el espejo del baño que ser rica y famosa.

Ani Di Franco (1970), cantante y compositora estadounidense

Es un privilegio haber vivido una vida difícil.

Indira Gandhi (1917-1984), estadista y política india

El humor es algo maravilloso en la vida. Con humor todo se afronta mejor.

Amy Tan (1952), escritora estadounidense

La vida hay que vivirla, y no pasarla discutiendo sobre ella.

Isabelle Adjani (1956), actriz francesa

La verdad siempre sale a flote como la gota de aceite en el vaso de agua.

Lola Flores, La Faraona (María Dolores Flores Ruiz, 1923-1995), cantante, bailaora y actriz española

De vez en cuando me gusta volver la vista atrás para no cometer los mismos errores. He pasado por situaciones muy difíciles en mi vida, y la mayoría de ellas me abrieron mucho los ojos.

Halle Berry (1967), actriz estadounidense

La vida es como el café o las castañas en otoño. Siempre huele mejor de lo que sabe.

Maruja Torres (1943), periodista y escritora española

La vida es una calle de sentido único.

Agatha Christie (1890-1976), escritora inglesa

La experiencia es un billete de lotería comprado después del sorteo.

Gabriela Mistral (1889-1975), escritora y defensora de los derechos humanos chilena, premio Nobel de Literatura

Las cosas pasan porque tiene que pasar. Incluso las malas. Con el tiempo acabas por encontrarles una lógica.

Mónica Molina (1972), cantante española

Es tan grande la vida... Me he dado cuenta de que la tomamos muy a la ligera.

Mercedes Sosa (1935), cantante argentina

Nunca nada es igual a cómo decían que era.

Diane Arbus (1923-1971), fotógrafa estadounidense

He tenido éxito en la vida. Ahora, intento hacer de mi vida un éxito.

Brigitte Bardot (1934), actriz francesa y activista en defensa de los animales

¡Nooo...! Permanecer y transcurrir
no es perdurar, no es existir,
ni honrar la vida!
Hay tantas maneras de no ser
tanta conciencia sin saber,
adormecida...
Merecer la vida, no es callar y consentir
tantas injusticias repetidas...
Es una virtud, es dignidad
y es la actitud de identidad
más definida!

¡Nooo...! Permanecer y transcurrir
no siempre quiere sugerir
honrar la vida.
Hay tanta pequeña vanidad
en nuestra tonta humanidad
enceguecida.
Merecer la vida es erguirse vertical
más allá del mal, de las caídas...
Es igual que darle a la verdad
y a nuestra propia libertad
la bienvenida!
Eso de durar y transcurrir
no nos da derecho a presumir
porque no es lo mismo que vivir
honrar la vida!

Honrar la vida, Eladia Blázquez (1931-2005), compositora
y cantante argentina

La vida es una equivocación maravillosa.

Ana María Matute (1926), escritora española, miembro de la Real Academia Española

Las ideas mueven el mundo sólo si antes se han transformado en sentimientos.

Elizabeth Taylor (1932), actriz estadounidense de origen inglés

La ética es a la sociedad lo que el ejercicio al cuerpo. Puede que no nos guste practicarlo, pero mientras más lo hacemos, más tiempo vivimos.

Anónimo

Los únicos errores que cometemos en la vida son las cosas que no hacemos.

Emma Thompson (1959), actriz inglesa

La soledad es la conquista a la que debe dedicarse todo ser humano. Aprender a estar solo en la vida resulta fundamental.

Carmen Maura (1945), actriz española

En mi opinión, si usted quiere disfrutar del arco iris, tendrá que soportar la lluvia.

Dolly Parton (1946), cantante estadounidense

La esperanza se hace de fracasos. La esperanza no es perfecta. Lo que distingue a la esperanza es su capacidad de renovarse.

Nélida Piñón (1937), periodista y escritora brasileña

La persona que no cometa una tontería, nunca hará nada interesante.

Proverbio inglés

Creo que hay más científicos que se interesan por cuestiones humanísticas que al revés, porque los humanistas piensan que la ciencia va a ser muy difícil de entender.

Margarita Salas (1938), científica española, miembro de la Real Academia de Ciencias Exactas, Físicas y Naturales

El cine y la vida son como la arcilla: están esperando a que les demos forma.

Shirley Maclaine (1934), actriz estadounidense

Si algo necesitamos de los demás es saber cómo son de verdad para poder saber cómo somos nosotros. No necesitamos modelos ideales, sino reconocernos.

CLARA SÁNCHEZ (1955), escritora española

La verdad desnuda es mejor que la mentira elegantemente vestida.

ANNE LANDERS (1919-2002), columnista estadounidense

La vida es una especie de juego de azar donde todo el mundo piensa que el de al lado sabe qué está pasando.

BARBARA PROBST SOLOMON (1924), escritora estadounidense

La virtud puede ser muy egoísta. En realidad, la bondad completa no existe: cuando a cambio de ella sólo se recibe avaricia, envidia y hostilidad, el bondadoso puede convertirse en un animal sediento de venganza.

NICOLE KIDMAN (1967), actriz australiana

Nadie puede jactarse de ser una persona completa si no ha conocido varias veces la desdicha.

Carol King (Carole Klein, 1942), cantautora y defensora de la naturaleza estadounidense

Creatividad

Al hablar de creatividad, solemos pensar en pintura, arquitectura, literatura, descubrimientos científicos... Pero esta facultad no se circunscribe sólo al mundo del arte y la ciencia; de hecho, su campo más amplio y en el que más merece la pena aplicarla es nuestro quehacer cotidiano, y ahí es donde las mujeres llevan demostrando sus grandes dotes creativas desde hace mucho tiempo. En África, Asia y Sudamérica, donde hay lugares en los que se sufren situaciones de gran pobreza o de falta de agua, alimentos o infraestructuras básicas, cada vez son más las mujeres que logran mejorar la calidad de vida de sus comunidades gracias a su creatividad. En Occidente, el mayor reto creativo de las mujeres consiste en idear formas para superar las narcóticas y cegadoras propuestas del consumismo y lograr crear una vida más plena para ellas y los suyos.

No sé si mis pinturas son o no surrealistas, pero de lo que sí estoy segura es que son la expresión más franca de mi ser.

Frida Kahlo (1907-1954), pintora mexicana

La imaginación, como la inocencia, es una maldición que se paga cara.

Ana María Matute (1926), escritora española, miembro de la Real Academia Española

El mérito es del que ha empezado primero, incluso si el que le sigue lo hace mejor.

Proverbio árabe

Crear es casi tan difícil como el hecho de ser libre.

Elsa Triolet (1896-1970), escritora rusa

Los actores somos los seres más vulnerables del mundo: nuestro estado de ánimo depende del público y de la crítica.

Ariadna Gil (1969), actriz española

La experiencia sin imaginación no es buena.

Phyllis Dorothy James (1921), escritora inglesa

Componer es algo tan íntimo como lavar la ropa interior.

Shakira (Isabel Mebarak Ripoll, 1977), cantante colombiana

Un artista es un prisionero de su misma necesidad de comunicarse.

Carmen Laforet (1921-2004), escritora española

Cada día creo más en la memoria como fuente de inspiración literaria.

Josefina Aldecoa (1939), escritora española

Una fotografía es un secreto acerca de un secreto. Cuántas más cosas te dice, menos cosas sabes.

Diane Arbus (1923-1971), fotógrafa estadounidense

¿Hacia dónde corre por el bosque escrito el corzo escrito?
¿A saciar su sed a orillas del agua escrita
que le calcará el hocico cual hoja de papel carbón?
¿Por qué alza la cabeza?, ¿ha oído algo?
Sobre sus cuatro patas, prestadas por la realidad,
levanta la oreja bajo mis dedos.
Silencio-palabra que cruje en el papel
y separa las ramas que brotan de la palabra «bosque».

A punto de saltar sobre la página en blanco acechan
letras que acaso no congenien,
frases tan insistentes
que consumarán la invasión [...].

¿Existe, pues, un mundo
cuyo destino regento con absoluta soberanía?
¿Un tiempo que retengo con cadenas de signos?
¿Un vivir que no cesa si éste es mi deseo?

Alegría de escribir.
Poder de eternizar.
Venganza de una mano mortal.

La alegría de escribir, WISŁAWA SZYMBORSKA (1923),
poetisa polaca, premio Nobel de Literatura

Existe algo más importante que la lógica: la imaginación.

ANÓNIMO

Cada vez que me sumerjo en la corriente de mis pensamientos, me siento expulsada de ella.

Virginia Woolf (1882-1941), escritora inglesa

El talento no impide tener manías, pero las hace más notables.

Madame de Staël (Anne-Louise Germaine Necker, baronesa de Staël-Holstein, 1766-1817), escritora francesa

Soy mi propio experimento. Soy mi obra de arte.

Madonna (Louise Veronica Ciccone, 1958), cantante estadounidense

No corre más el que camina, sino el que más imagina.

Refrán popular

Para componer necesito un sofá, mi guitarra, y la memoria de mi padre.

Rosana (Rosana Arbelo, 1963), cantante y compositora española

La imaginación es una cosa real. En cierto sentido, lo más real.

Simone Weil (1909-1943), filósofa y escritora francesa

El arte no puede ser pobre.

Irene Papas (1929), actriz griega

Las personas que piensan que no son capaces de hacer algo, no lo harán nunca, aunque tengan las aptitudes.

Indira Gandhi (1917-1984), estadista y política india

El talento es algo corriente. No escasea la inteligencia, sino la constancia.

Doris Lessing (1919), escritora inglesa

Espiritualidad

En esta época dominada por el culto a lo material y las relaciones virtuales, deberíamos detener de vez en cuando nuestra alocada carrera contrarreloj diaria y buscar un momento para volver la mirada hacia el interior y encontrarnos con nuestra sensibilidad y nuestros sentimientos. Sólo así podremos redescubrir nuestra sabiduría innata, las cualidades que nos convierten en quien somos de verdad y el poder con el que contamos para construir la vida que realmente queremos vivir. Cultivar nuestra espiritualidad contemplando la belleza de las cosas, de la naturaleza, de las personas, disfrutando de lecturas enriquecedoras y de la música o, simplemente, del silencio, puede ser el mejor regalo que podemos hacerle a nuestra alma, anhelante de un nuevo despertar de lo femenino que nos devuelva al mundo real de los afectos y resucite los lazos que nos unen con la Tierra.

Existe una fuerza indomable que resiste todo, que emerge siempre, que vence los obstáculos; es la fuerza creadora que distingue la condición humana. Es la fuerza del espíritu.

Golda Meir (1906-1978), política y estadista israelí de origen ucraniano

El amor más fuerte y más puro no es el que sube desde la impresión, sino el que desciende desde la admiración.

Santa Catalina de Siena (1347-1380), religiosa italiana

Bienaventurados los que saben dar sin recordarlo, y recibir sin olvidarlo.

Anónimo

Para Dios, todo deseo nuestro es como una oración.

Elizabeth Barret Browing (1806-1861), poetisa inglesa

Creer, en los tiempos de mi infancia, era ser ignorada. No creer, ahora, es igualmente ignorado.

Carmen Laforet (1921-2004), escritora española

Es cuando nos olvidamos de nosotros, cuando hacemos cosas que merecen ser recordadas.

Anónimo

Esta vida da pocas explicaciones. Por eso necesitamos algo a lo que amarrarnos por encima de nosotros. Hay que creer en Dios para levantarse cada mañana.

Sofía Loren (1934), actriz italiana

Soy religiosa en el sentido de haber aprendido con mi padre a amar y respetar a las personas, a la naturaleza, a mí misma y a mi dignidad.

Lya Luft (1938), escritora brasileña

El bien que hicimos la víspera nos trae la felicidad de la mañana.

Proverbio hindú

Donde hay fe hay amor, donde hay amor hay paz, donde hay paz está Dios y donde está Dios no falta nada.

Blanca Cotta (1935), gastrónoma, cocinera y poetisa argentina

¿Quién dijo que todo está perdido?
Yo vengo a ofrecer mi corazón,
tanta sangre que se llevó el río,
yo vengo a ofrecer mi corazón.

No será tan fácil, ya sé que pasa,
no será tan simple como pensaba,
como abrir el pecho y sacar el alma,
una cuchillada del amor.

Luna de los pobres siempre abierta,
yo vengo a ofrecer mi corazón,
como un documento inalterable,
yo vengo a ofrecer mi corazón.

Y uniré las puntas de un mismo lazo,
y me iré tranquilo me iré despacio,
y te daré todo, y me darás algo,
algo que me alivie un poco más.

Cuando no haya nadie cerca o lejos,
yo vengo a ofrecer mi corazón.
cuando los satélites no alcancen,
yo vengo a ofrecer mi corazón.

Y hablo de países y de esperanza,
hablo por la vida, hablo por la nada,
hablo de cambiar ésta, nuestra casa,
de cambiar por cambiarla, nomás.

¿Quién dijo que todo está perdido?
Yo vengo a ofrecer mi corazón.

Yo vengo a ofrecer mi corazón, MERCEDES SOSA (1935),
cantante argentina

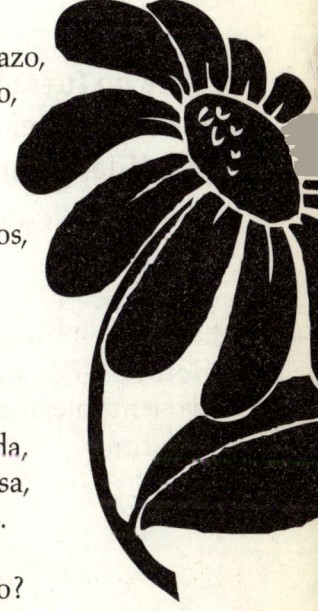

No es vulgar ni solitaria una vida donde el bien se reproduce, el sacrificio es obra de alto linaje que recibe muy ocultas recompensas.

Concha Espina (1879-1955), escritora española

Necesitamos hombres cuya conciencia sea tan leal al deber como la brújula lo es al Polo.

Elena de White (1844-1915), cofundadora de la iglesia adventista y escritora estadounidense

Si la fe no fuera la primera de las virtudes, sería siempre el mayor de los consuelos. En realidad es ambas cosas.

Fernán Caballero (Cecilia Böhl de Faber, 1796-1877), escritora española

Nada sienta mejor al cuerpo que el crecimiento del espíritu.

Proverbio chino

El sentimiento llena las lagunas de la ignorancia.

Vanessa Redgrave (1937), actriz inglesa

No hay arte ateo. Aunque no ames al Creador, lo afirmarás creando a su semejanza.

GABRIELA MISTRAL (1889-1975), escritora y defensora de los derechos humanos chilena, premio Nobel de Literatura

La cantante aymará Ludmila Carpio me dijo, cuando yo estaba enferma en la cama, que se iba a Bolivia a cantar y rezar allí con las Madres de Mayo, un domingo. Y ese domingo yo oí cantar bellísimo a un pájaro junto a mi ventana. ¡Para mí, era Ludmila!

MERCEDES SOSA (1935), cantante argentina

El infierno es el lugar donde no se ama.

SANTA TERESA DE JESÚS (1515-1582), religiosa y escritora española

Los que de veras buscan a Dios dentro de los santuarios, se ahogan.

PROVERBIO ÁRABE

¿Qué es una religión sino un intento de explicar qué hacemos en este mundo?

MARGARITA RIVIÈRE (1944), periodista y escritora española

Sé justo antes de ser generoso; sé humano antes
de ser justo.

Fernán Caballero (Cecilia Böhl de Faber, 1796-1877),
escritora española

Si quieres oír cantar a tu alma, haz el silencio a tu
alrededor.

Anónimo

El hombre superior ama su alma, el hombre inferior
ama su propiedad.

Lin Yutang (1895-1976), escritora estadounidense

Estoy en un momento muy sereno, muy afianzado,
como en paz con el mundo.

Mónica Molina (1972), cantante española

De devociones absurdas y santos amargados, líbranos Señor.

Santa Teresa de Jesús (1515-1582), religiosa y escritora española

No existe nada tan precioso en este
mundo como la sensación de que
alguien te necesita.

Diana Dors (1931-1984), actriz
estadounidense

La virtud, negándose a recibir el aplauso, es
la modestia.

Anónimo

El espíritu busca, pero es el corazón el que encuentra.

George Sand (Aurore Dupin, 1804-1876), escritora francesa

**Las fuerzas que se asocian para el bien
no se suman, se multiplican.**

Concepción Arenal (1820-1893), escritora española

Yo soy el lápiz de Dios. Un trozo de lápiz con el cual
Él escribe aquello que quiere.

Teresa de Calcuta (1910-1997), misionera india de origen
albanés, premio Nobel de la Paz

La venganza no es el punto; cambiar sí lo es. Pero el conflicto está en las mentes de la mayoría de la gente: el pensamiento de la victoria y el pensamiento de castigar al enemigo coincide.

BARBARA DEMING (1917-1984), feminista estadounidense

Cultura

La educación es uno de los derechos básicos irrenunciables proclamados en la Constitución Española. Hombres y mujeres gozamos de este derecho en Occidente, y somos unos privilegiados por disponer de él. La cultura es nuestro pasaporte a la libertad, nos permite cultivar nuestra capacidad de decidir y de conocer las diferentes posibilidades que están a nuestro alcance. Las mujeres occidentales, apartadas durante tanto tiempo del arte, la literatura, la ciencia, etc., valoramos especialmente nuestro libre acceso a la cultura. Por ello, y debemos solidarizarnos con todas aquellas mujeres a las que hoy se les sigue negando este bien, ya sea porque en sus países continúan vigentes tradiciones obsoletas e injustas –justificadas, en la mayoría de las ocasiones, en sospechosas interpretaciones de preceptos religiosos–, o bien porque la pobreza que las rodea hace que sobrevivir sea prioritario.

Los libros no se han hecho para servir de adorno; sin embargo, nada hay que embellezca tanto como ellos el interior del hogar.

Harriet Beecher Stowe (1811-1896), escritora y abolicionista estadounidense

El sabio no dice lo que sabe, y el necio no sabe lo que dice.

Proverbio chino

Desde niña tuve el empeño de estudiar. Mi padre quería casarme bien, que fuese buena esposa y buena madre. Y yo me negué. Me planté y le confesé que quería estudiar.

Rita Levi-Montalcini (1909), neuróloga italiana, premio Nobel de Medicina

La literatura está llena de cosas inútiles absolutamente necesarias.

Rosa Montero (1951), periodista y escritora española

Las sociedades iletradas son torpes, pobres y peligrosas. Todas las dictaduras se han caracterizado por prohibir libros.

María de la Válgoma (1948), filósofa y escritora española

Si estudio, no es por saber más, sino por ignorar menos.

Anónimo

En España la danza es, de toda la vida, el pariente tonto y pobre de la cultura.

Cristina Hoyos (1946), bailarina española

Los libros poseen más ingenio que los hombres con quienes nos encontramos.

Condesa de Albany (Louise-Marie Caroline, 1753-1824), escritora francesa

El que estudia diez años en la oscuridad será universalmente conocido cuando quiera.

Proverbio chino

Las culturas no son estáticas ni homogéneas, evolucionan, han aprendido históricamente unas de otras, son dinámicas; y cabe suponer que en el futuro no sólo ocurrirá lo mismo, sino todavía más, teniendo en cuenta el mayor contacto que existe en el nivel local y global. Lo realista es, pues, suponer que la convivencia de personas con distintas culturas propiciará cada vez más el diálogo y el aprendizaje mutuo, habida cuenta además de que cada uno de nosotros es intercultural.

Adela Cortina (1947), filósofa y catedrática española

El arte es seducción, no rapto.

Susan Sontag (1933-2004), escritora y directora de cine estadounidense

Me dicen que no soy de este siglo al gustarme la lectura pausada, y yo insisto que los pesados son los libros frívolos.

Laura Morante (1959), actriz italiana

El arte es una forma de catarsis.

Dorothy Parker (1893-1967), escritora y crítica estadounidense

La música es el arte más directo, entra por el oído y va al corazón.

Magdalena Martínez (1963), flautista española

Hay algunos que concentran su atención inquieta en la orquesta, y que sufren como si los músicos estuvieran a punto de equivocarse. Ponen cara de grandes conocedores, y con un gesto de la mano, o tarareando en voz bajísima algún paisaje conocido, inculcan en los vecinos su gran conocimiento musical. Hay otros que oyen con humildad […]. «¡Bravo!», «¡Bravísimo!». Entre aplausos, y con su cara sonriente, la mamá de Lilus se inclina para advertirle: «El andante estuvo maravilloso. ¡Ay, mi pobre niña, pero si tú no sabes lo que es un andante! Ahora mismo te voy a contar la vida de Mozart, y la de sus andantes y todo…».
Las dos se van muy contentas. Lilus porque cree que le van a contar un cuento. La mamá, porque está convencida de que es una intelectual […].

El concierto, Elena Poniatowska (1942), escritora mexicana de origen francés

El arte es la firma de la civilización.

Beverly Sills (Belle Miriam Silverman, 1929-2007), soprano estadounidense

La tradición es también, a veces, el reflejo
de imbéciles y perezosos.

Soledad Gallego-Díaz (1948), periodista española

Aprende todo lo que puedas, todo el tiempo
que puedas, llegará siempre una época en
la que agradecerás haberlo hecho.

Sarah Caldwell (1924-2006), directora de orquesta
estadounidense

El verdadero modo de no saber nada es aprenderlo
todo a la vez.

George Sand (Aurore Dupin, 1804-1876), escritora francesa

El arte es la única fuerza capaz de reconquistar al ser
humano sometido al poder político o a la tecnología.

Nadine Gordimer (1923), escritora sudafricana

La lectura es para mí algo así como la barandilla en los balcones.

Núria Espert (1926), escenógrafa, directora y actriz española

El conocimiento se adquiere por medio del estudio;
la sabiduría, por medio de la observación.

Marilyn vos Savant (1946), columnista y escritora
estadounidense

La palabra es el arma de los humanos para aproximarse unos a otros.

Ana María Matute (1926), escritora española,
miembro de la Real Academia Española

Tenemos la tendencia a dar por supuesto que lo que nos encontramos al nacer existió desde siempre. Para el niño pequeño, las costumbres no son instituciones ni modos perceptivos, sino leyes del universo. Sin elemento de comparación, lo que hay es lo que ha habido siempre. Infantil es, en este sentido, el espíritu etnocéntrico o esa otra variante que se aplica en términos de progreso a las versiones anteriores de la propia cultura. El etnocentrismo es un estado infantil. También puede serlo el multiculturalismo.

Chantal Maillard (1951), escritora española de origen belga

Política y compromiso social

El acceso de las mujeres a puestos de responsabilidad dentro del mundo de la política está suponiendo un cambio social cualitativo muy interesante, como consecuencia de nuestra diferente visión del concepto del poder en el que se sustenta el ejercicio político. Muy posiblemente, debido a la discriminación que hemos sufrido a lo largo de la historia, las mujeres hemos aprendido muy bien que una comunidad donde no exista ninguna forma de discriminación, ni por sexo ni por raza ni por religión, es más rica y más justa, y que ésta sólo es posible si se entiende que el poder debe basarse en una red de intercambios definida por el dar y recibir, y NO por la imposición de las voluntades de quienes se creen en posesión de la verdad o de la autoridad y no cuentan con las diferencias y las circunstancias de todos los demás. Estamos, parece, en el buen camino.

Yo no soy de nada. Ahora, si estar con los que sufren y los que son tratados con injusticia es ser de izquierdas, desde luego que lo soy. Los cartelitos me parecen ridículos, más ahora que se han resquebrajado. En principio siempre se ha pensado que estar con los débiles era propio de la izquierda, pero ahora ya no se sabe.

ANA MARÍA MATUTE (1926), escritora española, miembro de la Real Academia Española

Una nación sólo tiene carácter cuando es libre.

MADAME DE STAËL (Anne-Louise Germaine Necker, baronesa de Staël-Holstein, 1766-1817), escritora francesa

La violencia y el terror son incompatibles con los procesos democráticos.

URSULA PLASSNIK (1956), política austríaca

Es más fácil no dar el poder a ciertos hombres que impedir que abusen de él.

MADAME ROLAND (Jeanne-Marie Philipon, 1754-1793), escritora y actriz francesa

La política es el arte de obtener el dinero de los ricos y el voto de los pobres con el pretexto de proteger a los unos de los otros.

Anónimo

No creo que Dios pertenezca a ningún partido político.

Julia Doxat-Purser (1967), política protestante inglesa

¡Pobre cultura si estuviera en manos de políticos y funcionarios!

Soledad Becerril (1944), política española

Mejor es construir aulas para el niño que celdas y patíbulos para el hombre.

Eliza Cook (1818-1889), poetisa inglesa

La no violencia en sí puede no producir los cambios necesarios, pero por lo menos produce menos cadáveres.

Joan Baez (1941), cantautora estadounidense

No hay nada más peligroso que la conciencia
de un fanático.

Soledad Gallego-Díaz (1948), periodista española

La democracia de mis sueños no se alía con el uso
de la fuerza para imponer su voluntad.

Indira Gandhi (1917-1984), estadista y política india

**Los gobiernos, como los mortales,
son lo que hacen y no lo que dicen.**

Assumpta Roura (1952), escritora española

El patriotismo es una superstición artificialmente
creada y mantenida a través de una red de mentiras
y falsedades.

Emma Goldman (1869-1940), anarquista feminista lituana

La guerra es la obra de arte de los militares, la
coronación de su formación, el broche de oro de su
profesión. No están hechos para brillar en la paz.

Isabel Allende (1942), escritora chilena

No basta con ser patriota. Además hay que acertar.

Manuela de Madre (1964), política española

La democracia no se aprende en el parlamento, sino en casa. Ser demócrata no es una actitud política, es una actitud ante la vida.

Montserrat Roig (1946-1991), escritora española

Me siento orgullosa de ser latina.

Cristina Aguilera (1980), cantante estadounidense

Emocionados como estábamos con el descubrimiento de nuestras libertades individuales; concentrados en defender los derechos de mujeres, gays, lesbianas, negros, diversidad racial, cultural, particularidades identitarias y miles de etcéteras, llevamos años ignorando la gran frontera del mundo, la que separa a los ricos de los pobres.

Elvira Lindo (1962), periodista y escritora española

Somos hijos de nuestra época,
y nuestra época es política.

Todos tus, mis, nuestros, vuestros
problemas diurnos, y los nocturnos,
son problemas políticos.
Quieras o no, tus genes tienen un pasado político,
tu piel un matiz político
y tus ojos una visión política.

Cuanto dices produce una resonancia,
cuanto callas implica una elocuencia
inevitablemente política.

Incluso la caminar por bosques y praderas
das pasos políticos
en terreno político [...].

Adquirir significado político
ni siquiera requiere ser humano.
Basta ser petróleo,
pienso compuesto o materia reciclada.

O la mesa de debates
de diseño durante meses discutido:
¿redonda?, ¿cuadrada?, ¿qué mesa es mejor
para deliberar acerca de la vida y de la muerte?

Mientras, perecía gente,
morían animales,
ardían casas,
y los campos se quedaban yermos
como en épocas remotas
y menos políticas.

Hijos de la época, Wislawa Szymborska (1923), poetisa polaca, premio Nobel de Literatura

Nunca dudes que un pequeño grupo de ciudadanos pensantes y comprometidos puede cambiar el mundo. De hecho, son los únicos que lo han logrado.

Margaret Mead (1901-1978), antropóloga estadounidense

La amnistía es un acto por el que el gobierno perdona, casi siempre, las injusticias que ha cometido.

Anónimo

Yo no juzgo a un individuo por sus opiniones políticas ni religiosas. Hay gente buena y gente mala en todos los bandos políticos y en todas las religiones.

Phyllis Dorothy James (1921), escritora inglesa

Estudiando a los indios vi que eran felices y tenían una clase de bienestar que nosotros hemos perdido.

Jean Liedloff (1939), psicoterapeuta y escritora estadounidense

En la sociedad actual, si no puedo comprar, no existo.

Cristina Peri Rossi (1941), escritora uruguaya

¿Qué mérito tiene el haber nacido en un lugar u otro por pura chiripa? Yo misma preferiría ser canadiense, por ejemplo, si no fuera por esas miserables matanzas de focas que organizan. En el mundo cada vez más pequeño del siglo XXI, ser nacionalista furibundo es una cosa tan rancia y tan ridícula como llevar peluca empolvada y miriñaque.

Rosa Montero (1951), periodista y escritora española

El mundo exige resultados. No le cuentes a otros tus dolores de parto. Muéstrales el niño.

Indira Gandhi (1917-1984), estadista y política india

Sólo el equilibrio destruye y anula la fuerza. El orden social no puede ser sino un desequilibrio de fuerzas.

Simone Weil (1909-1943), escritora francesa

Gobernar no consiste en solucionar problemas, sino en hacer callar a los que los plantean.

Anónimo

Este premio es para todas las mujeres negras, anónimas, sin rostro. Quiero decirles que ahora, por fin, la puerta está abierta. Esta noche, el techo de cristal que nos limitaba se ha roto, y espero que sea para siempre.

Discurso de recepción del Oscar en 2002, HALLE BERRY (1967), actriz estadounidense

El populismo es el halago de la plebe para hacerla instrumento de la propia ambición política.

Definición de *demagogia*, MARÍA MOLINER (1900-1981), bibliotecónoma y lexicógrafa española, autora del *Diccionario del uso del español*

Igualdad de derechos

La lucha feminista comenzó con la reivindicación de la igualdad legal y continuó con la reclamación de los derechos a acceder al poder político y con la liberación de las cargas de la maternidad y del trabajo doméstico. Hoy no hemos abandonado su lucha, ya que a pesar de los muchos avances, la conquista no es definitiva.
No obstante, las mujeres del siglo XXI no queremos negar nuestras diferencias, como se vieron obligadas a hacer las primeras feministas. Hoy toca seguir luchando por el derecho a un trabajo digno, a recibir el mismo salario, a acceder a puestos de responsabilidad, a ocupar cargos políticos, pero conciliando todo ello con nuestra singular condición de mujeres (nosotras parimos, amamantamos, tenemos una conducta diferente en el amor, ante la guerra, en relación con los amigos, etc.).
Reivindicamos la igualdad de derechos en el respeto a la diferencia.

Para combatir el antisemitismo no hace falta ser judío, como para luchar contra el racismo no hace falta ser negro. Lamentablemente, a veces parece que para combatir la discriminación de la mujer hace falta ser mujer.

SOLEDAD GALLEGO-DÍAZ (1948), periodista española

Nadie puede hacer que te sientas inferior sin tu consentimiento.

ELEANOR ROOSEVELT (1884-1962), defensora de los derechos sociales y diplomática estadounidense

El hombre tiene miedo a la pérdida del poder, le asustan las mujeres que saben lo que quieren y están seguras de sí mismas.

AMPARO LARRAÑAGA (1963), actriz española

Las mujeres son los verdaderos arquitectos de la sociedad.

HARRIET BEECHER STOWE (1811-1896), abolicionista y escritora estadounidense

Los hombres no son el adversario, sino víctimas
como nosotras. El autentico enemigo es la
denigración de las mujeres por obra de ella mismas.

Betty Friedan (1921-2006), escritora y feminista
estadounidense

En más de veinte años de docencia, he tenido
estudiantes de doctorado y de posdoctorado hombres
y mujeres y no creo que haya una característica que
los distinga. Sin embargo, la mujer quizá siempre ha
sido menos agresiva, más paciente, mientras que el
hombre trataba de llegar antes a las cosas. En este
momento, la mujer empieza a tener una educación
que le permite pensar en que no debe quedarse
detrás del hombre, ni ser más paciente que él. Fuera
de este matiz, no creo que haya diferencias.

Margarita Salas (1938), científica española, miembro de la Real
Academia de Ciencias Exactas, Físicas y Naturales

Sea lo que fuere lo que anheles en la vida, otros también lo querrán. Cree en ti misma lo suficiente para aceptar la idea de que tienes el mismo derecho a conseguirlo.

Diane Sawyer (1945), periodista estadounidense

Muchas mujeres de mi época hemos vivido educadas en una generación basada en la mentira. Nos hacían pensar que éramos casi princesas y que nos íbamos a llevar lo mejor cuando llegásemos a ser mayores. Pero luego te das cuenta de que no es así...

Ana Belén (1951), cantante española

Las etiquetas son para los archivadores, para la ropa... pero no para las personas.

Martina Navratilova (1956), tenista estadounidense de origen checo

La aceptación de las mujeres como figuras de autoridad o como modelos de conducta es un paso importante en la educación femenina.

Judy Chicago (1939), artista, escritora, pionera feminista y educadora estadounidense

En cuanto se concede a la mujer la igualdad con el hombre, se vuelve superior a él.

Margareth Thatcher (1925), estadista y política inglesa

La mujer está en un segundo plano respecto a los hombres, lo que dificulta su acceso a un mejor poder adquisitivo, a la cultura, a los medios de comunicación, etc.

Jennifer Quiles (1968-2005), escritora española

Nunca te des por vencida. Crea tu propio camino.

Katharine Hepburn (1907-2003), actriz estadounidense

Sostenemos que estas verdades son evidentes en sí mismas: todos los hombres y todas las mujeres fueron creados iguales.

Elizabeth Cady Stanton (1815-1902), feminista estadounidense, coautora de la *Declaración de sentimientos*

Cuando se habla de la liberación de la mujer, el hombre dice sí con la palabra, sí con la cabeza, y no con el corazón.

Núria Espert (1926), escenógrafa, directora y actriz española

Cambia lo superficial,
cambia también lo profundo,
cambia el modo de pensar,
cambia todo en este mundo.

Cambia el clima con los años,
cambia el pastor su rebaño,
y así como todo cambia,
que yo cambie no es extraño.

Cambia, todo cambia.
Cambia, todo cambia.

Cambia el sol en su carrera
cuando la noche subsiste,
cambia la planta y se viste
de verde la primavera.

Cambia el pelaje la fiera,
cambia el cabello el anciano,
y así como todo cambia,
que yo cambie no es extraño.

Pero no cambia mi amor
por más lejos que me encuentre,
ni el recuerdo, ni el dolor
de mi pueblo y de mi gente.

Y lo que cambió ayer
tendrá que cambiar mañana,
así como cambio yo
en esta tierra lejana.

Cambia, todo cambia.
Cambia, todo cambia [...].

Todo cambia, Mercedes Sosa (1935), cantante argentina

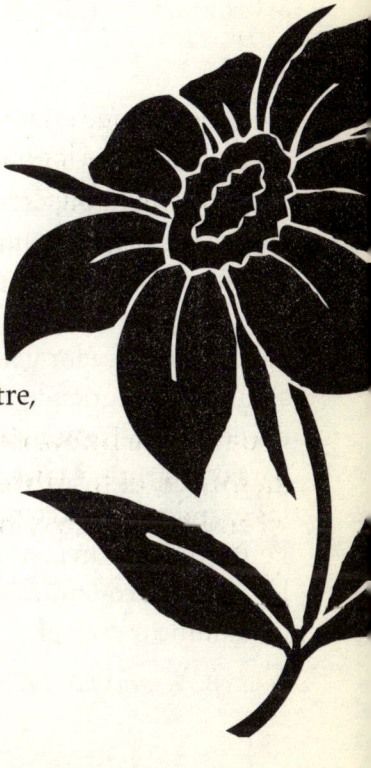

Antes de ser tratadas en términos de igualdad con los hombres, las mujeres deben tratarse a sí mismas como tratan a los hombres.

Linda Macfarlane (1931), guitarrista y maestra de guitarra infantil estadounidense

Definirse feminista es definirse ser humano.

Marcela Serrano (1951), escritora chilena

A nivel de la creación, el tango era muy machista. Pero me aceptaron. Terminaron bancándome como se acepta una gripe. Nunca sufrí discriminación, porque no me enganché. El tanguero tradicional, y al decir esto me refiero a los quedados, a los que veían un renovador y levantaban la guardia, a las que siguieron discutiendo con Piazzolla hasta el mismo día de su muerte, nunca me importó. Yo hacía lo mío para otra gente. Y la verdad es que finalmente los grandes del tango me trataron de lo mejor. Pero jamás fui un *boom*: me fui proyectando lentamente, con mucho sacrificio. Eso es lo lindo del camino que elegí.

Eladia Blázquez (1931-2005), compositora y cantante argentina

> ¿Por qué contentarnos con vivir a rastras cuando sentimos el anhelo de volar?
>
> Helen Keller (1880-1968), escritora ciega estadounidense, fundadora de la Fundación Helen Keller

> Cuando arrebatamos el derecho al propio apellido, simbólicamente arrebatamos el derecho a ser un individuo. Así procedían con los refugiados los funcionarios de inmigración, así procedían rutinariamente los maridos con sus esposas.
>
> Erica Jong (1942), escritora estadounidense

> **Nuestro mundo es un mundo fabricado por los hombres y para los hombres.**
>
> Oriana Fallaci (1929-2006), periodista y escritora italiana

> Las que ya gozamos de la libertad y del derecho de escoger nuestros propios destinos, no debemos olvidar nunca ni por un solo momento a aquellas desesperadas hermanas que no poseen tales privilegios.
>
> Pam Brown (1928), actriz estadounidense

Muerte

¿Qué decir de la muerte? ¿Que es, por desgracia, certeramente segura? Es, desde luego, una puerta que franqueamos todos y que, por lo general –cuesta creer a quien dice lo contrario–, origina temores, angustias, inquietud. No obstante, como en otras cosas importantes de la vida, nuestra actitud ante la muerte cambia con el paso de los años, y al final descubrimos su lado bueno en la Tierra: que nos permite descubrir el valor ¡INCALCULABLE! de la vida. Tras la época de la divina inconsciencia de la muerte que disfrutamos en la niñez y en la juventud, cuando nos enfrentamos con la primera pérdida de un ser querido y después debemos repetir, inevitablemente, esta experiencia a lo largo de los años (se van nuestros amigos, el padre, la madre...), acabamos aprendiendo a disfrutar más intensamente de lo que hacemos y de lo que tenemos: amor, amistad, salud, aficiones, trabajo y tiempo.

Todos hemos venido al mundo de la misma manera, pero nos marchamos de él según hayamos construido nuestras vidas.

SHIRLEY MACLAINE (1934), actriz estadounidense

Muy pronto en la vida es demasiado tarde.

MARGUERITE DURAS (1914-1996), escritora y directora
de cine francesa

Las estadísticas sobre la muerte no cambian.

ANÓNIMO

Somos responsables de nosotros mismos o, como mínimo, corresponsables del bagaje que nos dieron para el trayecto entre nacer y morir.

LYA LUFT (1938), escritora brasileña

Morir joven... ¡lo más tarde posible!

PERNETTE DE GUILLET (1520-1545), poetisa francesa

Me sucede a mí como a los andaluces: que nunca me han gustado ni las lápidas laudatorias ni los homenajes póstumos. Siempre he pensado que son los vivos los que pueden disfrutar del olor de las flores.

María Antonia Iglesias (1943), periodista española

Todo lo que está sujeto a nacimiento también está sujeto a desaparición.

Anónimo

No debemos creer que el mundo termina con nosotros, porque el mundo sólo termina para nosotros.

Ivy Compton-Burnett (1884-1969), escritora inglesa

Una dulce y triunfante libertad se apodera de aquellos que saben que van a morir pronto.

Vicky Baum (1888-1960), escritora estadounidense de origen austríaco

Tengo el presentimiento que he de vivir muy poco.
Esta cabeza mía se parece al crisol,
purifica y consume.
Pero sin una queja, sin asomo de horror,
para acabarme quiero que una tarde sin nubes,
bajo el límpido sol,
nazca de una gran jazmín una víbora blanca
que dulce, dulcemente, me pique el corazón.

Presentimiento, Alfonsina Storni (1892-1938),
poetisa argentina

La muerte está tan segura de cogerte, que te deja una vida de ventaja.

Anónimo

Espero que el final sea feliz y espero no volver.

Frida Kahlo (1907-1954), pintora mexicana

Cuando uno está muerto, lo está por mucho tiempo.

Anónimo

Tal vez la muerte sea un obligado volver a empezar
para poder inventar sueños nuevos.

Blanca Cotta (1935), gastrónoma, cocinera y poetisa argentina

¿Un deseo? Poder pasar un ratito, aunque fuese diez minutos, con toda la gente que se ha ido de mi vida.

Mónica Molina (1972), cantante española

La muerte es la fuente de la vida,
unos mueren para que otros viva.

Refrán popular

En el momento de la muerte, no se nos juzgará
por la cantidad de trabajo que hayamos hecho, sino
por el peso de amor que hayamos puesto en nuestro
trabajo. Este amor debe resultar del sacrificio de sí
mismos y ha de sentirse hasta que haga daño.

Teresa de Calcuta (1910-1997), misionera india de origen albanés, premio Nobel de la Paz

Espero no morirme un sábado para no fastidiar el fin de semana a mis amigos, sino un lunes, cuando todos estarán de resaca y así me verán divina.

Chavela Vargas (1919), cantante mexicana

Mi padre era aficionado a pescar y nos íbamos toda la familia buscando riachuelos. Ahora, todas aquellas aguas están contaminadas; tengo la sensación de que él murió al mismo tiempo que los ríos y por las mismas razones.

Eva Amaral (1973), cantante española

¿Miedo a la muerte? Uno debe temerle a la vida, no a la muerte.

Marlene Dietrich (1901-1992), actriz alemana

Vivir es sentir sin amargura todas las edades, hasta que llega la muerte.

María Casares (1922-1997), actriz francesa de origen español

Cuando los designios de la providencia están cumplidos en nosotros, una música interior nos prepara a la llegada del ángel de la muerte.

Madame de Staël (Anne-Louise Germaine Necker, baronesa de Staël-Holstein, 1766-1817), escritora francesa

El que vive de recuerdos arrastra una muerte interminable.

Anónimo

Mientras están vivos, nuestros padres son la frontera entre nosotros y la muerte. Cuando mueren, pasamos al primer puesto de la fila.

Jane Fonda (1937), actriz estadounidense

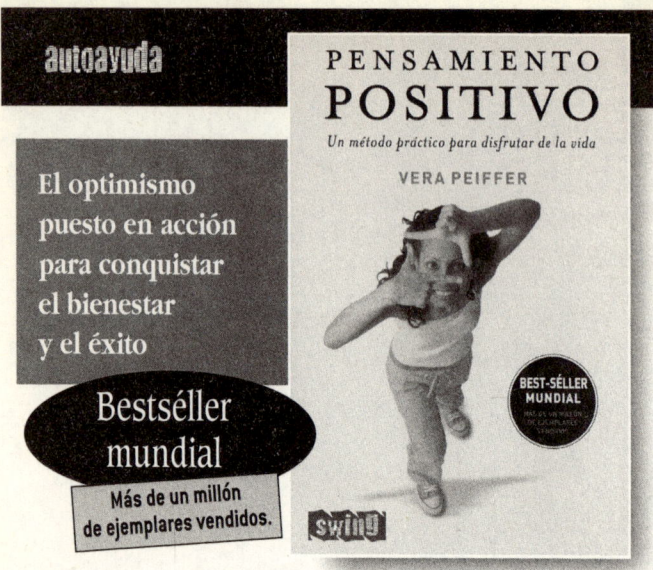

¿Por qué nos ocurre con tanta frecuencia que cosas aparentemente sencillas nos parecen imposibles? Vera Peiffer nos da ideas y nos propone ejercicios prácticos para eliminar los obstáculos y conquistar el control de nuestro propio futuro mediante la elaboración de un programa adaptado a la propia personalidad de cada uno, la superación del estrés en la vida doméstica y laboral, y la toma de contacto con los sentimientos interiores para eliminar los pensamientos negativos.

VERA PEIFFER, licenciada en Psicología, ha estudiado hipnosis e hipnoterapia en los más renombrados centros de Inglaterra. Dirige su propia fundación y es miembro, entre otras instituciones, del Consejo Nacional de los Psicoterapeutas del Reino Unido. Ejerce como hipnoterapeuta analítica y kinesióloga de la salud desde 1986. Ha publicado numerosos libros sobre la materia y dirige seminarios sobre el pensamiento positivo y el control del estrés.

ISBN: 978-84-96746-13-8